骨质疏松研究丛书

临/床/编

骨质疏松症康复治疗

主编◎刘海全

江钢辉　刘湘钰

SPM 南方出版传媒

广东科技出版社 | 全国优秀出版社

·广州·

图书在版编目（CIP）数据

骨质疏松症康复治疗 / 刘海全，江钢辉，刘湘钰主编 . —广州：广东科技出版社，2018.11（2019.9 重印）
（骨质疏松研究丛书·临床编）
ISBN 978-7-5359-7032-9

Ⅰ . ①骨⋯ Ⅱ . ①刘⋯ ②江⋯ ③刘⋯ Ⅲ . ①骨质疏松—康复医学 Ⅳ . ① R681.09

中国版本图书馆 CIP 数据核字（2018）第 265283 号

骨质疏松症康复治疗
Guzhi Shusongzheng Kangfu Zhiliao

责任编辑：黎青青　马霄行
封面设计：柳国雄
责任校对：陈　静
责任印制：彭海波
出版发行：广东科技出版社
　　　　　（广州市环市东路水荫路 11 号　邮政编码：510075）
http：//www.gdstp.com.cn
E-mail：gdkjyxb@gdstp.com.cn（营销）
E-mail：gdkjzbb@gdstp.com.cn（编务室）
经　　销：广东新华发行集团股份有限公司
排　　版：创溢文化
印　　刷：佛山市浩文彩色印刷有限公司
　　　　　（南海区狮山科技工业园 A 区　邮政编码：528225）
规　　格：787mm×1 092mm　1/16　印张 7.5　字数 150 千
版　　次：2018 年 11 月第 1 版
　　　　　2019 年 9 月第 2 次印刷
定　　价：48.00 元

如发现因印装质量问题影响阅读，请与承印厂联系调换。

序

随着人类预期寿命的延长、人口结构的改变和社会老龄化发展，骨质疏松成为全球关注的、更加严重的公共健康问题，其防治已成为当今国际上的研究热点。我国人口众多，老龄化趋势越来越严重，作为老年人的头号"隐形杀手"，骨质疏松严重影响了人们对美好生活的追求，因此我们应在新时代敲响骨健康的警钟，铸就铜墙铁壁型骨骼，让"会致命的岁月痕迹"的骨质疏松这个"隐形杀手"无所遁形，有效推进"健康中国"建设，时不我待，责无旁贷！

随着现代医学的发展及多学科的交叉渗透，为展示骨质疏松领域有价值、前沿及探索性的成就，分享骨质疏松防治策略、驱动骨质疏松学术创新，推进中国骨质疏松事业新发展，广州中医药大学附属骨伤科医院集三十多年来中医骨伤科的临床诊疗、科学研究及骨伤科教育教学之经验、成果，组织专家教授编写了"骨质疏松研究丛书"，旨在实现骨质疏松防治理念与学术创新的深度融合，推动骨质疏松的综合防治工作，提高公众对骨质疏松危害性的认识，提供积极的预防措施，实乃可褒可扬之善举。在该丛书的编纂过程中，作者极尽绵力，汲古求新，博采众长，参详内外，探索前沿，删繁就简，去伪存真，力求言简意赅、层次分明、通俗易懂，同时做到系统化、全面化、多方位化。

该丛书分为基础编、临床编和科普编，不但详尽梳理和介绍了骨质疏松基础研究、理论研究的国内外最新进展，骨质疏松症防治的主要循证医学证据和中医治疗的特点、预防及护理，还系统而全面地总结了继发性骨质疏松症和骨质疏松性骨折的诊治经验，撷取百家精华，荟萃临床经验，撰写科普书篇，呼吁关注骨骼健康，重视骨质疏松，提升对骨质疏松的预防意识，爱护骨骼，保护未来。

该丛书集科学性、先进性、实用性、权威性和鲜明性于一体，为广大医护人员，尤其是从事骨质疏松防治和研究的青年学者、临床医生和学生提供了极有价值的参考资料。

该丛书科普编内容翔实，通俗易懂，图文并茂，可供广大患者与人民群众阅读，以积累知识，拓宽视野，提升素养，重视骨健康，重视骨质疏松，提高骨质疏松防治能力，远离"骨松君"。

中华医学会骨科学分会副主任委员、骨质疏松学组组长

前言

　　骨质疏松症是多种原因引起的全身性骨代谢疾病，涉及骨科、儿科、妇科、内分泌科等多学科，被称作"寂静的杀手"，也被称为"具有老年期影响的儿科疾病"。本套丛书旨在跨学科、跨专业、跨形式，从基础、临床、科普三个层面对骨质疏松症进行全面的解析，让广大读者了解骨质疏松症，认知"骨松君"的可怕之处，明白其可防可治，更教会大家从生活中拿起健康武器修筑骨健康长城，练就"骨坚强"，御敌于国门之外。

　　本套丛书分基础编、临床编、科普编，共有9本，内容丰富，涵盖面广，本丛书的构思、编辑、出版，是一项庞大的工程，也是一次大胆的尝试，对于骨质疏松症的科研、教学、科普教育都有着不寻常的意义。我们更希望通过不同形式的表达，将研究成果传播出去，让不同专业、不同知识背景的读者都能从中收益。

　　由于水平所限，书中不足和错漏在所难免，欢迎广大读者提出宝贵意见。

内容简介

　　本书共 2 章 11 节，约 10 万字，概述了骨质疏松症的定义、病因病机、分型、临床诊断及临床表现，详细阐述了应用康复疗法防治骨质疏松症的机制及具体方案，其中对心理治疗、针灸推拿治疗、物理治疗和营养治疗等康复疗法的应用做了深入浅出的阐述，可供临床医生和广大患者参考与借鉴。

目　录

第一章　骨质疏松症的基础知识

第二章　骨质疏松症的康复疗法

第一章

骨质疏松症的基础知识

第一节 骨质疏松症的定义及流行病学研究

一、骨质疏松症的基本概念

骨质疏松症（osteoporosis，OP）是一组全身性的骨骼疾病，主要特征是骨量减少或（和）骨组织微结构的破坏，因而导致骨强度下降、骨脆性增加，极易发生骨折。

骨强度主要由骨密度和骨质量两个因素决定。骨密度是指骨矿物质密度，可用单位面积、单位体积内的矿物质含量来表示，如 g/cm^3，个体的骨密度是峰值骨量和骨丢失量二者的综合。骨质量则是骨骼能够对抗外力而不发生骨折的能力，主要包含骨骼架构、骨代谢转换、骨骼积累性微损伤、骨矿物化程度等。

骨质疏松症的疾病发展过程包括骨量减少、骨质疏松症和骨质疏松症骨折三个阶段。

二、骨质疏松症的流行病学概述

我国人口众多，随着人口的老龄化，骨质疏松症的发病率逐年增加。因此了解我国人口数量与结构对于骨质疏松症的研究和防治非常重要。2010 年，最新一次人口普查，我国人口总数为 1 370 536 875 人，香港特别行政区 7 097 600 人，澳门特别行政区 552 300 人，台湾地区 23 162 123 人。其中 65 岁及以上人

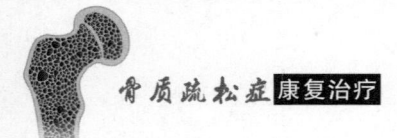
口 118 831 709 人，占总人数的 8.87%，该比例较上一次人口普查（6.96%）有大幅增加。如果以双能 X 线检查骨密仪检测股骨颈、正位腰椎（L_2–L_4）的平均骨密度值为依据，凡是骨密度值与当地同性别的峰值骨密度相比减少 25% 以上，可诊断骨质疏松症，则有学者认定女性大约在 60 岁、男性在 75 岁后就可诊断为骨质疏松症。大于 60 岁的女性包括绝经后骨质疏松和老年骨质疏松，而男性均为老年性骨质疏松。预计到 21 世纪中叶，我国将进入老龄化的高峰期，60 岁以上人口将占总人口的 27% 以上。届时，我国骨质疏松症的发病率将会是一个惊人的数据。

随着预期寿命延长和人口结构的改变，骨质疏松症将成为更加严重的公共健康问题。预计到 2050 年，由骨质疏松症引起的骨折将增加一倍，费用将以惊人的速度增长。同时，男性骨质疏松症的发病率也将增加，来自欧美的研究资料表明，用年龄来校正的骨质疏松性骨折也有增加，其他地区尚无研究数据。

第二节　骨质疏松症的病因与病机

一、骨质疏松症的病因

骨质疏松症的病因较多，目前尚无法完全阐明。1941 年，Abright 提出"雌激素缺乏是骨质疏松症发病的原因之一"，后来已经得到证实。研究发现，与骨质疏松症有关的内分泌激素至少有 8 种，这些全身性的激素与营养因素、肌肉生物力学，甚至是遗传基因等其他致病因子共同作用导致了骨质疏松症的发生。

骨质疏松症是以骨强度下降、骨折风险性增加为特征的骨骼疾病。骨强度反映了骨骼的两个主要方面：骨密度和骨质量。骨密度乃指单位面积或体积骨骼内矿物质的含量，任何个体的骨密度是峰值骨量和骨丢失量二者的综合；骨质量则包括骨骼的构筑、骨代谢转换、骨骼累积性破坏（显微骨折）和骨矿化程度的总称。通常骨强度可以认为是骨骼某一局部在不发生骨折的条件下所能承受的最大外力；在力学分析中，最大外力始终与体重成正比，因此，外力的单位可定义为"体重的倍数"，以排除体重对骨强度的影响。目前整体骨强度尚难以精确测定，Greenspan 研究指出，松质骨的骨矿密度（g/cm³）可以解释 60%~80% 的压缩弹性模量和力学强度，可用骨密度替代之。

骨密度是由骨峰值的获得和随年龄所致的骨丢失两方面共同决定的，而骨密度是骨质疏松症非常可靠的中间表型。然而，男女人群之间骨质疏松症发病率存在差异；骨矿含量随增龄而减少，与男性相比，女性骨矿含量高峰较低，而且绝经后一个时期，骨量急速丢失；骨质疏松症具有明显的家族聚集性；甚至同一民族、同一地区、同一性别、同一年龄者，其骨量和骨强度存在明显的个体差异。引起骨峰值的获得和骨丢失的速率不外乎环境因素和遗传因素。其主要的共同发病因素可分为 5 个方面：内分泌因素，营养因素，物理因素，免疫因素，遗传因素。

（一）内分泌因素

1. 雌激素

绝经后妇女骨质疏松症发病率很高，可能与雌激素不足密切相关。雌激素包括雌酮、雌二醇及雌三醇，其中雌二醇作用最强，生育期分泌量最多。绝经后，雌二醇和雌酮均明显减少，由于卵巢滤泡丧失，雌二醇下降更明显，其产生率仅为绝经前的 10%，平均约为 4.1pmol/L，且一般与性激素结合球蛋白结合，仅一半左右对靶组织起作用；雌酮下降约 1/3，平均约为 129.5pmol/L，成为绝经后雌激素主要来源；卵巢分泌的睾酮相对增加；促黄体生成素和垂体分泌卵泡雌激素明显升高，垂体分泌卵泡雌激素 / 促黄体生成素比值大于 1。

有研究表明，雌激素对于骨量维持至关重要，甚至在男性身上也如此。雌激素可直接作用于肾脏，提高 1-α 羟化酶活性，有助于维生素 D_3 的生成；雌激素也可以促进降钙素的分泌、增加其血清基础值；雌激素也可以抑制甲状旁腺激素的骨吸收。雌激素缺乏可刺激骨转换，使骨松质迅速丢失；此外，雌激素低下的妇女常伴有肠钙吸收障碍。

2. 雄激素

雄激素和雌激素一样，对保持骨量有很重要的作用。在男性身上，睾酮缺乏与骨丢失息息相关。

3. 降钙素

每个破骨细胞有超过 100 万个降钙素受体，而成骨细胞内的降钙素受体尚未被证实。降钙素通过抑制破骨细胞的行程及其功能来发挥抑制骨吸收作用。根据相关报告，骨质疏松症的患者血中降钙素水平下降。大规模流行病学调查表明，骨质疏松症患者与健康同龄对照者相比，血中降钙素值较低。给予补钙后降钙素分泌有所增加，这种增加男性大于女性，但仍低于健康人。降钙素因年龄增长而

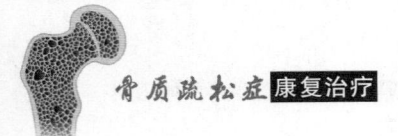

分泌减少，尤其是高龄妇女其分泌的反应性极低。黑人骨质疏松症发生率较白人低，黑人血中降钙素水平比白人要高。

4. 甲状旁腺激素（PTH）

PTH 有促进骨吸收的作用，但是破骨细胞缺乏 PTH 受体，而存在于成骨细胞中。有研究表明，骨质疏松症患者血 PTH 上升；女性骨质疏松症患者血 PTH-M 随年龄增长而增加，与骨矿含量明显呈正相关。然而采用口服磷制剂降低血清钙水平时，健康对照组 PTH 分泌明显增加，而骨质疏松组 PTH 分泌仅微弱增加。绝经后骨质疏松症，因雌激素分泌减少，骨吸收亢进，血清钙轻度升高，从而抑制 PTH 的分泌，血中 1,25-(OH)$_2$D$_3$ 水平降低，导致骨质疏松症的发生；但是绝经后骨质疏松症患者血 PTH 下降并没有得到明确的证实。老年性骨质疏松症，由于年龄增加，其肾的有关酶活性下降，使得血中 1,25-(OH)$_2$D$_3$ 水平降低，继而引发甲状旁腺功能亢进，使得血中 PTH 分泌增加，骨吸收亢进，导致骨质疏松。

5. 甲状腺素

骨吸收及骨形成均需甲状腺素以进行正常活动，特别是对骨线性生长至关重要。甲状腺素可以促进骨吸收，而对骨形成无明显刺激作用，因此导致骨转换增高。组织培养观察，甲状腺素可以直接刺激骨吸收，甲状腺素缺乏时，骨吸收减少。甲状腺素促进蛋白质分解，增加尿钙排泄，并与骨形成和骨吸收有关。甲状腺素与生长激素协同作用可促进骨的发育和成熟。甲状腺素过多时（如甲状腺功能亢进症、甲状腺素抑制治疗等），可引起负钙和负氮平衡。长期骨骼脱钙可致骨质疏松。同时由于骨转换加快，骨吸收增强，使骨质疏松进一步加重；此外 T3 可使肾小管磷重新吸收减少、尿磷排出增加。

6. 1,25-二羟维生素 D$_3$ [1,25-(OH)$_2$D$_3$]

老年人由于日照少，皮肤对紫外线反应差，维生素 D$_3$ 生成减少，以及维生素 D 摄入不足、肾脏形成 1,25-(OH)$_2$D$_3$ 减少等原因，均可导致血清 25-二羟维生素 D$_3$ 和 1,25-(OH)$_2$D$_3$ 水平下降。此外，下列四种假说尚未获得证实：①维生素 D 结合蛋白随年龄增长而降低，导致游离 1,25-(OH)$_2$D$_3$ 水平降低，但尚无直接证据证实老年人血清游离 1,25-(OH)$_2$D$_3$ 水平降低。②维生素 D$_3$ 缺乏时，低水平的 25-二羟维生素 D$_3$ 可导致低水平的 1,25-(OH)$_2$D$_3$，然而老年人大多为维生素 D$_3$ 不足，而不是缺乏。③绝经后雌激素水平降低也可能与 1,25-(OH)$_2$D$_3$ 水平降低有关，但目前缺乏证据证实。④老年人 1,25-(OH)$_2$D$_3$ 分解代谢增加，导致其血浆水平降低，尽管已有动物实验结果，但仍缺乏人体资料证实。研究显示，严重老年骨质疏松症患者，其血清 $1,25-(OH)_2D_3$ 降低，但亦有资料显示，血清 $1,25-(OH)_2D_3$ 是正常的，可能存在肠道 $1,25-(OH)_2D_3$ 受体变异。

7. 皮质类固醇

皮质类固醇亦属于类固醇激素，对骨和矿盐代谢有重要影响。在体内皮质类固醇可刺激骨吸收，而对骨形成的作用较复杂。短期应用生理剂量皮质类固醇可促进骨胶原合成加速，可能通过胰岛素样生长因子-1（IGF-1）所介导；长期应用则表现为抑制作用，可能与前成骨细胞分化增殖减少、IGF-1 分泌不足有关。临床资料显示，长期给予超生理剂量的皮质类固醇治疗可导致骨量减少，常伴有椎骨压缩性骨折。隔日给予泼尼松 25mg，1 年后小梁骨骨量可减少 3.5%。对骨转换较高的年轻患者，隔日给予泼尼松，其骨量丢失可达 17%。

8. 生长激素（GH）与胰岛素生长激素

促进骨骼生长发育，有利于骨矿化和骨形成，但对骨吸收无直接作用。老年人或慢性疾病者常存在生长激素缺乏或抵抗，胰岛素也并不调节骨吸收，但能明显促进骨基质的合成和胶原的形成，因此是一种促进骨形成的激素。此外，胰岛素对正常的骨矿化也必不可少。GH 与胰岛素可直接作用于骨骼，亦可通过 IGF-1 发挥作用。

（二）营养因素

营养素主要指人体日常摄入的钙、磷、镁、蛋白质、维生素及部分微量元素，其中钙、磷和蛋白质是影响人体骨代谢最主要的营养素。

1. 钙

钙缺乏是导致骨质疏松症的一个主要原因。钙缺乏的原因有二：其一是饮食钙摄入不足，其二是肠钙吸收不良。成人的钙需要量可依据维持钙代谢平衡量求得。在排出体外的钙中，经粪便排泄量约 100mg，尿中约 130mg，汗中约 30mg，总共估计约 260mg。而对食物中钙的消化吸收率约为 50%，因此，摄取约 520mg 钙几乎可以维持钙的平衡。为保障足够的钙量，成年男性和女性钙所需量每日均需达 600mg。老年人钙的代谢平衡量比青壮年高，有报告指出，老年人钙需要量为每日 10mg/kg 以上。然而，正常成人每年骨量丢失约 0.3%，意味着呈负钙平衡，每日骨钙丢失约 10mg；而绝经后妇女骨量丢失是其 10 倍。

因此，正常成年人每日钙的需求量应为 600mg，但是实际上 600~1000mg/d 才应该是每日钙的必须量。对正常人而言，这样的钙摄取量才可以维持钙在体

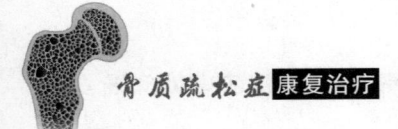

内的平衡。但是，由于随着年龄的增加，钙的代谢趋向于负平衡。对于老年人而言，其负钙发生的原因有：维生素 D 摄入减少；日光照射减少；皮肤对紫外线反应差，维生素 D 生成减少；肾脏生成 1,25-(OH)$_2$D$_3$ 的能力下降；小肠黏膜对 1,25-(OH)$_2$D$_3$ 发生抵抗。因此，对于老年人来说，钙的必需量应比成年人更多。有证据表明，牛乳饮用量充足的地区，与牛乳饮用量少的低钙摄取地区相比，骨折发生率显著减少，前臂骨皮质的骨量也明显处于高水平。另有报道指出，乳儿期牛乳饮量越大，中年期骨量越多。相反，在欧美等国报道中，钙的摄取量和补给量增加，并不反映出骨量增加，这可能是因为欧美国家的人钙摄取量已经达到相当高水平的缘故，即使再增加补给量，也不可能产生更大的效果。然而，许多报道仍认为，钙摄取量多的人，当钙量明显增加达最大需要量以上，则骨折发生率减少。

2. 磷

磷也是人体内非常重要的元素之一。人体中 80% 的磷以羟基磷灰石的形式存在于骨骼和牙齿中，另外 20% 以有机磷的形式存在于软组织和体液中。骨骼中的磷可促进骨基质合成和骨矿物质沉积，血磷水平的稳定是人体骨骼生长、矿化的必要条件。低磷可刺激破骨细胞，促进骨吸收，延缓成骨细胞胶原合成，降低骨矿化速度；而高磷可使细胞内钙浓度降低，促进 PTH 分泌，骨吸收增加，骨营养不良，诱发骨质疏松。所以，磷水平的过高或过低对骨基质合成和矿化均不利。

3. 蛋白质

蛋白质是骨骼有机质合成的重要原材料。青春期前阶段，骨量与蛋白质摄入量明显相关，但不能据此说明蛋白质摄入量与骨量的因果关系。尽管目前尚难以得出蛋白质与钙、磷代谢关系的明确结论，但不同研究显示，蛋白质摄入不足或过量都会对钙平衡和骨量起负性调节作用。业已明确，肠钙吸收与蛋白质摄入量呈反比，特别是酸性氨基酸可抑肠钙吸收；而含硫氨基酸过多，可酸化尿液，减少肾小管对钙的重吸收，促进尿排出。摄入过多可影响人体内环境，干扰钙、磷代谢的平衡，引起钙的过多流失。摄入不足，负氮平衡可引起 IGF-1 缺乏，进而导致成骨细胞不能建造必需的有机基质，骨矿物质无法沉积，骨形成降低而影响骨质量。有学者将蛋白摄入基线定为 12~13g，钙排出基线定为 150~250mg/d（3.75~6.25mmol/L），发现蛋白摄入增加一倍，可使尿钙排出增加 50%。研究发现，随着蛋白质的大量摄入，因增龄所致的骨吸收、骨量减少明显加速，日常的高蛋白饮食可造成体内的负钙平衡。正常成人每日蛋白质供给量为 70g 左右。

4. 维生素

食物中摄入维生素 D 和维生素 K 等亦非常重要。研究显示，血清 25- 二羟维生素 D_3 水平随着年龄增长而下降；不论男女，70 岁以上的老年人血清 25- 二羟维生素 D_3 水平已降为 30 岁年轻人的 50%。当血清 25- 二羟维生素 D_3 水平低于 30nmol/L 时，会导致钙化不足。

（三）生活习惯

有研究显示，过多饮用咖啡可使尿钙及内源性粪钙丢失，髋部骨折发生率增高；咖啡因的消耗与骨密度呈反比关系。但过量饮酒或吸烟对骨质疏松的发生影响更大。

1. 饮酒

尽管饮酒可减少肠钙的吸收，增加尿钙排泄，但适度饮酒可能会增加绝经妇女内源雌激素和降钙素的分泌，对骨量维持有所帮助。然而慢性酒精滥用与骨密度减少明显相关。有报道表明，30~50 岁男性日饮酒量平均 180g，即可引起严重骨质疏松症，患者至少伴有一个椎体压缩性骨折，血清 α 谷氨酰转移酶升高，而钙、磷及 PTH 均正常；骨形态计量学分析显示，骨形成降低，而骨吸收无改变。

对于慢性酗酒者，常发生酒精性肝硬化和严重营养不良，可干扰维生素 D 代谢和促使皮质类固醇分泌过多，影响骨代谢，导致骨质疏松。

2. 吸烟

吸烟对于男性、绝经前女性和绝经后女性均与低骨密度相关，吸烟者骨量丢失率约为正常人的 1.5~2 倍，对于老年人，吸烟可加快股骨颈和全身骨量的丢失。吸烟可减少肠钙吸收，对胶原合成具有毒性，干扰肾上腺皮质激素和性激素的代谢。特别强调，吸烟可伴反应性氧中间产物浓度增加，降低抗氧化维生素水平，增加氧自由基浓度，引起骨吸收。事实上，对于吸烟者来说，维生素 C 和维生素 E 摄入不充足可增加髋部骨折的风险，充足摄入则起保护作用。总之，吸烟者的低骨量和高骨折风险是骨形成减少所致，可能通过抗雌激素机制和与肠道钙吸收减少有关。前者包括雌激素生成减少、血浆蛋白结合增加和代谢增加，后者可能由血清骨化三醇水平降低所引起。

二、骨质疏松症的病机

人的一生之中，骨量是个变量，其变化是一个连续的不可分割的整体。维持

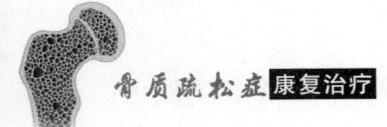

这一整体的基本条件是应力负荷，而骨骼承受的应力随年龄而变化。年轻时，骨骼承受并恰当反映机体活动期间的机械应变，有效地发出刺激骨形成的化学信号，骨形成大于骨吸收，使骨骼在形态、构造与骨量等方面达到符合力学需要的强度与状态，此时骨量也达最高值。随着年龄增加，且伴随缺钙等营养失衡或内分泌功能失调等情况存在，显著影响生物物理刺激与骨重建反应的相互作用，由于失去了对刺激骨形成力学信号的反应，随之而来的是骨量减少、骨强度下降、骨脆性增加。

成年人骨量除取决于骨生长发育期的骨建造以及最大峰骨量的获得外，尚取决于骨重建方式和骨重建单位（BRU）的激活率。若青春期骨量积累不足和（或）成年期骨丢失加速，均导致低骨量，而低骨量必然导致骨强度减弱。因为骨质疏松时，骨量减少 30%，骨强度则下降 50%；骨密度每降低 1 个标准差（s），骨折的危险性增加 2~3 倍。倘若是失用型骨重建且呈高转换，则骨量快速丢失，更易使骨小梁变薄、变细、穿孔、断裂和皮质变薄、骨髓腔增大，导致骨质疏松的发生。简言之，骨质疏松的发生取决于骨骼的发育、估量峰值和生命后期的骨量丢失。

（一）峰骨量的获得

无论男女，骨量在性成熟前生长时期进行性增加，致青春期前期和青春期早期迅速增长，总钙量增幅达 50% 左右。总体上，钙含量从出生时的 25g 增加到成熟时期的 900~1 300g。钙平衡试验证实，在青春期早期阶段（Tanner Ⅰ ~ Ⅲ期）钙储留较青春期后期阶段（Tanner Ⅳ ~ Ⅴ期）多。Tanner Ⅱ ~ Ⅲ期，女孩每日钙储留约 200mg，男孩约 280mg。

骨量的快速获得与内分泌变化相一致，长骨停止生长时，钙的增加保持在每天 15mg。在停止生长后的几年内，骨量增加使骨骼坚硬，这种增加的范围与速度因性别和部位的不同而不同。由于男孩青春发育较女孩晚约 2 年且持续时间较长（男孩约 6 年、女孩约 4 年），骨骼成熟期男性不同部位的骨量相应比女性多 10%~15%。

骨量峰值（peak bone mass，PBM），简称峰骨量，是指在骨骼成熟期获得的最大骨量，一般在青春期后成年早期（如 20~30 岁）达到。在此时期，健康成人骨量既不增加亦不减少，但通过骨重建，仍存在大量（95%）的骨转换。峰骨量受遗传、机械刺激、内分泌和营养因素的调控。对双胞胎和家系的研究已经证明遗传因素在峰骨量的获得（乃至骨质疏松的形成）中的重要性。通常认为，遗传因素决定峰骨量的80%。骨质疏松症可能是多基因的疾病，多种基因同时涉及骨量获得和骨转换（bone turnover）的调控，包括维生素 D 受体基因、骨钙素基因、维生素 D 启动区基因、Ⅰ型胶原基因和雌雄素受体基因、IGF-1 基因及其结合蛋白基因等。体力负荷等机械刺激常被忽视，其实是非常重要的，足够的体力活动与峰骨量的获得有关，且开始运动的年龄很大程度上影响成年骨量的获得。已知太空失重或因疾病（包括骨折）长期缺少或限制活动，可造成较低的峰骨量。而内分泌和营养因素在峰骨量的获得中目前认为在很大程度上仅起一种允许作用（permissive role），但雌激素缺乏（如神经性厌食或运动性闭经）或年轻时钙缺乏均可导致较低的峰骨量（见病因学）。此外，有资料表明，峰骨量还与胎儿宫内发育（intrauterine）如出生时体重等有关。

（二）骨量的丢失

骨量开始丢失的年龄尚未确定。一般认为，无论男性和女性，均在30~35岁骨量开始丢失，在35~40岁后变得明显。在男性达到峰骨量后每年就有少许的骨量丢失（这种骨丢失与钙平衡呈负相关），每10年丢失3%~5%，而女性这个过程更为复杂。绝经前妇女骨量丢失的精确数据尚不清楚，推测可能与男性一样低；但绝经期骨量丢失明显加速，绝经后5~10年内平均每年丢失2%，特别是绝经后早期丢失速度最快，可高达3%~5%，之后呈指数性减少，最后回到绝经前水平。

其实绝经后骨量丢失率变化很大，不仅各部位存在明显差异，而且也因人而不同。在绝经后早期，外周骨骼（以皮质骨为主）骨量丢失的比例不同于中轴骨骼（皮质骨和松质骨），例如脊柱骨量丢失的速度较前臂快得多。绝经后妇女可根据骨量丢失的速度大致分为两大群体，其中25%~30%属于快速骨量丢失者，每年骨量丢失高达5%以上。

女性骨量丢失的主要原因是性激素的减少，比如绝经，但任何原因引起的雌激素缺乏均可致骨转换增加和骨量丢失；若雌激素充足，骨量就得以维持。性激素在保持男性骨量方面亦非常重要。男性约20%症状性脊柱骨折和50%髋部骨折为性功能减退所致；然而，雄激素的缺乏可能在男性骨质疏松症的发病中起一定的作用，但对其发病机制还缺乏深入研究。有趣的是，最近发现老年男性脊柱骨折与其血清雌激素而不是睾酮相关，似乎雌激素是调节男性骨吸收的主要性激素。进而，男性和女性的骨量丢失可能存在共同的机制，Riggs 提出了"统一"假说（unified hypothesis of bone loss），认为性激素水平降低直接或间接影响骨转

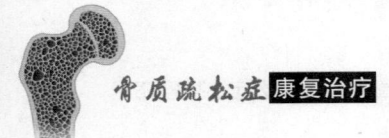

换，导致骨丢失。

除雌激素缺乏导致骨丢失外，其他常见原因还有衰老和使用糖皮质激素等，其细胞学改变和可能参与因子。

增龄对骨丢失的影响主要与下列因素有关，诸如低体质指数（BMI）、吸烟、饮酒、少动、维生素 D 合成与代谢障碍和继发性甲状旁腺功能亢进等。

至于引起骨丢失的其他情况包括：恶性肿瘤（如多发性骨髓瘤、肿瘤骨转移），内分泌疾病（如甲状腺功能亢进症、性腺功能减退症、甲状旁腺功能亢进症等），肝、肾和胃肠疾病及使用某些药物（如糖皮质激素、抗惊厥药）和长期嗜酒者。据估计，在症状性脊柱骨折者中，30% 的女性和 55% 的男性为潜在的继发性骨质疏松所致。由于低骨量是一种非特异性状态，必须在骨质疏松症患者中排除引起低骨量的疾病，如骨软化症和甲状旁腺功能亢进症等。

"骨骼细胞凋亡"假说：成骨细胞系凋亡增加。研究证实，随着年龄增长，存活骨细胞减少。10~20 岁青年人存活骨细胞约为 88%，70~89 岁老年人存活细胞仅有 58%。Tobias 较早提出骨细胞可能发生凋亡。

总的来说，骨质疏松症的病因病机主要与内分泌、营养、物理、免疫和遗传 5 个方面的因素有关。

第三节　骨质疏松症的分型

骨质疏松症按病因分类可分为原发性与继发性两种。

原发性骨质疏松症是指因老年或绝经后引起的。按照病因细分，原发性骨质疏松症可分为退行性骨质疏松症和特发性骨质疏松症。

继发性骨质疏松症的致病机制相对复杂，导致继发性骨质疏松症的常见疾病有内分泌疾病、骨髓性疾病、药物作用、慢性肝肾疾病等（表 1–1）。

表 1-1 骨质疏松症的分型

骨质疏松症	第一类 原发性骨质疏松症	退行性骨质疏松症	Ⅰ型：绝经后骨质疏松症
			Ⅱ型：老年性骨质疏松症
		特发性骨质疏松症	A.特发性青少年骨质疏松症
			B.特发性成年骨质疏松症
			C.妊娠哺乳期骨质疏松症
	第二类 继发性骨质疏松症	A.内分泌性疾病	
		B.骨髓增生性疾病	
		C.药物作用	
		D.营养缺乏	
		E.慢性肝、肾等疾病	
		F.结缔组织性疾病	
		G.失用性原因	
		H.先天疾病	
		I.其他疾病与因素	

第四节 骨质疏松症的诊断

一、骨质疏松症的诊断

（一）骨量诊断

目前，骨质疏松症的诊断是以骨密度降低为基本依据。骨骼 X 线检查是进行定性诊断的重要手段。

测量骨密度的方法主要有双倍能量 X 线吸光测定法（DXA）、超声波检测、单能 X 线吸光测定法、定量计算 X 线断层照相技术及 X 线 5 种。其中 DXA 测量法是目前得到广泛应用的骨密度检测方法。

对于未发现骨折的骨质疏松症高危人群，在未做骨活检确定其微结构时，检查骨密度（BMD）是唯一实用的诊断方法。

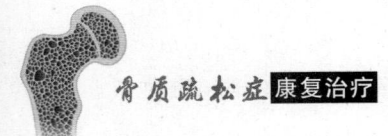

目前，国际上对于骨质疏松症的诊断标准倾向于测定的 BMD 数值与同性别峰值 BMD 比较，减少 1%~12% 为基本正常，减少 13%~24% 为骨量减少，减少 25% 以上为骨质疏松，减少 37% 以上为严重骨质疏松。

此外，男性骨质疏松的诊断标准尚未得到较为统一的认识。WHO 专家小组 Kanis 认为骨密度（BMD）或者骨矿物含量（BMC）低于正常成年男性峰值骨量均值 –3s 以下可诊断为骨质疏松。

（二）骨强度诊断

以骨密度值诊断骨质疏松在临床上有大量的误诊和漏诊。事实上，骨密度只是反映骨骼的结构指标，而骨骼的物理承受能力才是反映骨骼的生物性能。因此，采取骨强度指标，即股骨颈在骨折前所能承受的体重倍数，可降低误诊漏诊的发生率。使用股强度作为诊断标准，具有如下特点：①清晰的物理意义；②单纯从骨强度的角度描述骨质疏松的程度，不受其他无关因素影响；③不需要测定者的历史测定值，仅根据受试者当前值即可；④具有普遍性，不受种族、性别、地域和体重等因素影响。

二、骨质疏松症的分型诊断

根据骨转换指标，骨质疏松症可分为高转换型和低转换型。高转换型骨质疏松症即绝经后骨质疏松症，发病机制的主要环节是雌激素缺乏；低转换型骨质疏松症即老年性骨质疏松症，发病机制是脏器功能衰退。

高转换型骨质疏松症骨吸收与骨形成均很活跃，但以骨吸收为主；低转换型骨质疏松症骨吸收与骨形成均很不活跃，但仍以骨吸收为主。

三、骨质疏松症的症状体征鉴别诊断

骨质疏松症的症状主要有疼痛、身材缩短、驼背、骨折等。在临床诊断时应围绕这些主要症状进行鉴别诊断。

骨质疏松引起的疼痛主要以腰背痛为主，也见全身性骨骼疼痛，髋、膝、腕关节疼痛。应与其他引起此类疼痛的疾病进行鉴别，如增生性脊柱炎、椎管狭窄症、椎体滑脱、椎间盘突出、椎间盘退行性病变等。骨质疏松与普通腰背痛的鉴别要点有：骨质疏松症除有内分泌腺疾病的患者外，多发于绝经期妇女及老年人，而普通腰背痛多发生于青壮年；骨质疏松症的疼痛部位主要在脊柱及其附近，脊柱有明显叩击痛，普通腰背疼痛主要发生在脊柱两侧及腰背肌部位；骨质疏松症患者多有长期卧床、活动量少、营养不良等病史，普通腰背痛则无此情况。

伴随身材缩短的驼背及脊柱后凸畸形，是骨质疏松症的特征之一。脊柱后凸畸形是指胸椎后凸超过50%，腰椎生理前凸消失或异常后凸。引起脊柱变形的疾病还有：脊柱压缩性骨折，代谢性骨病，脊柱结核，化脓性脊柱炎，椎体软骨化，肿瘤等。各种原因引起的继发性骨质疏松症也可引起，可分为成角性后凸畸形和弧形后凸畸形两类。不伴随骨折的骨质疏松症多为弧形后凸畸形。

第五节 骨质疏松症的临床表现和并发症

原发性骨质疏松症的临床表现主要为：疼痛、驼背、身材缩短及脆性骨折的发生。

一、疼痛

疼痛常以腰背部为主，亦可表现为全身性骨骼疼痛或髋、膝、腕关节疼痛。疼痛是由于骨转换加快，骨量进行性丢失，骨小梁破坏增加，骨支架结构难以承受相应的力所致。腰背疼痛最初发生在从静息状态转为运动状态时，以后逐渐发展为持续性；较长时间采用同一姿势，疼痛可加重；若压缩性骨折累计神经，可出现肢体麻木、乏力、挛缩、疼痛或肋间神经痛，甚至腹痛。有时骨质疏松即使很明显，也可无明显腰背痛。

在骨质疏松症早期，可以没有任何症状，因此，骨质疏松症常被称为"静悄悄的病"，即便出现腰背部疼痛，也常因为X线检查无明显异常而被漏诊，此阶段的疼痛常被诊断为其他疾病引起的。若腰背疼痛突然加剧，可能发生椎体压缩性骨折，因骨膜受到刺激，引起急性骨痛，此时骨折部位的棘突有压痛和叩击痛，但因没有明显外伤或仅有轻微外伤史而被患者所忽略。经X线检查发现椎体压缩性骨折，才意识到骨质疏松症的存在。此时骨质疏松已经达到较为严重的程度，腰椎骨量丢失达25%以上，对于骨质疏松症患者，若排除其他原因引起的疼痛，疼痛亦可作为骨折阈值的临床指征。

严重骨质疏松症患者，腰背部容易疲劳、疼痛常持续存在，这是由于脊柱变形、脊柱稳定性下降，肌肉持续收缩、痉挛、疲劳，导致肌肉及筋膜的慢性损

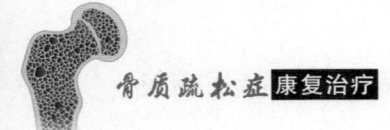

伤，从而产生腰背部肌肉及筋膜疼痛。

二、身材缩短及驼背

身材缩短、驼背是骨质疏松症的重要体征，是椎体发生慢性积累性变形和压缩性骨折的结果。由于病变累及多个椎体，经过数年，可使脊柱缩短 10~15cm，从而导致身材变矮，其特点是身长短于指间距、头 – 耻与耻 – 跟高度比小于 1.0。资料显示，女性在 60 岁、男性在 65 岁以后逐渐出现身材变矮，其中女性 65 岁时平均缩短 4cm，75 岁时平均缩短 9cm。特别是活动度大、负重量大的椎体（如第十一胸椎、第十二胸椎和第三腰椎）变形显著甚至发生压缩性骨折，使脊柱前曲度增加、后凸加重而形成驼背畸形。随着年龄的增加，身材缩短及驼背畸形程度也随之加重。

三、骨折

骨质疏松极易发生骨折，常为患者首发症状和就医原因。其特点是：多发于日常活动中，如身体扭转、乘车颠簸、持物不当等，跌倒可能是其主要诱因。尽管身体各部位皆可发生骨折，但骨质疏松症骨折多发生在松骨质较多的部位或应力较集中之处。最常见的部位为脊柱、髋部、桡骨远端等。骨折的发生与年龄、绝经时间等有一定的关系。

四、其他临床表现

此外，骨质疏松症还可发生脊柱向后凸，从而对腹腔造成压迫，导致内脏下垂，常有便秘、腹胀、食欲减退；对胸腔压迫，形成裂孔疝，导致食物通过障碍或反流性食管炎，出现上腹部和下胸部疼痛与不适。严重驼背可影响通气。毛发脆而无华、折断脱落、牙齿松脱、牙体脆易折。随着进行性体力减弱、腰背部疼痛，行走时必须借助拐杖。患者常对自己的健康状况评价过低，丧失生活信心，不愿参加体育运动，常闭门不出而加重病情进展，或精神紧张、焦虑，导致疼痛感觉增强、镇痛剂效果减弱。

参考文献：

[1]刘忠厚，杨定焯，朱汉民，等. 中国人骨质疏松症建议诊断标准（第二稿）[J]. 中国骨质疏松杂志，2000，6（1）：1-3.

［2］朴俊红，庞莲萍，刘忠厚，等．中国人口状况及原发性骨质疏松症诊断标准和发生率［J］．中国骨质疏松杂志，2002，8（1）：1-7．

［3］黄公怡．骨质疏松性骨折及治疗原则［J］．国外医学（内分泌学分册），2003，23（2）：111-113．

［4］朱汉民，朱晓颖，陈小平，等．老年人骨质疏松的发病率探讨［C］．上海：第三届全国骨代谢及骨密度测量研讨会论文录，1996，9．

［5］NORMAN A W．维生素 D 与骨质疏松概述［J］．王淑萍，宋新德，译．中国骨质疏松杂志，2000，6（1）：4-13．

［6］秦林林，陈金标，马海波，等．不同运动水平 15~50 岁正常人骨密度影响的研究［J］．中国骨质疏松杂志，1999，5（3）：17-21．

［7］谢东北，刘锡仪，郭惠兰．细胞因子 RANKL 对破骨细胞的分化调节作用［J］．中国骨质疏松杂志，2002，8（4）：356-358．

［8］王滨燕，牛天华，倪桂桐，等．骨质疏松症的生态遗传学［J］．中国骨质疏松杂志，2000，6（3）：79-83．

［9］张红红，陶国枢，刘建伟，等．我国汉族人骨钙素基因多态性和骨质疏松关系的初步研究［J］．中国骨质疏松杂志，2002，8（4）：311-313．

［10］祝坤，刘忠厚．骨质疏松危险因素与骨折预防［J］．中国骨质疏松杂志，2000，6（4）：81-82．

［11］宋纯理，党耕町．髓腔内脂肪细胞与骨质疏松［J］．中国骨质疏松杂志，2002，8（3）：266-269．

［12］曹立，雍宜民，沈惠良．骨质量在骨质疏松诊断中的意义［J］．中国骨质疏松杂志，2000，6（3）：84-87．

［13］程晓光，孙颖，屈辉．骨质疏松的形态学改变及对骨强度影响［J］．中国骨质疏松杂志，1997，3（4）25-27．

［14］刘忠厚，杨定焯，朱汉民，等．中国人原发性骨质疏松症诊断标准（试行）［J］．中国骨质疏松杂志，1999，5（1）：1-4．

［15］朴俊红，庞莲萍，刘忠厚，等．中国人口状况及原发性骨质疏松症诊断标准和发生率［J］．中国骨质疏松杂志，2002，8（1）：1-7．

［16］邱贵兴．骨质疏松误诊与漏诊原因分析［J］．当代医学，2000，6：44-49．

［17］阮祥燕．体重及骨峰值对骨质疏松诊断的影响［J］．当代医学，2000，6：47-51．

［18］杨欣，刘忠厚．骨强度在骨质疏松诊断中的作用［J］．中国骨质疏松杂志，2003，9（3）：279-282．

［19］曹立，雍宜民，沈惠良．老年股骨颈骨折骨密度、Singh 指数的研究［J］．中国骨质疏松杂志，2001，7（2）：103-106．

［20］程晓光，屈辉，GENANT H K．骨质疏松椎体骨折的评价［J］．中国骨质疏松杂志，2002，8（1）：87-89．

［21］曹亚飞，刘红敏，刘庆思．骨质疏松症的中医证型与治疗原则探讨［J］．中国骨质疏松杂志，2002，8（4）：367-369．

［22］伍汉文，钙与骨代谢［J］．基础医学与临床，1998，18：401-406．

［23］赵熙和. 钙的适宜摄入量与骨质疏松［J］. 国外医学（内分泌学分册），2003，23（2）：93-94.

［24］徐栋梁，李佛保，杨忠汉，等. DASRR 程序治疗原发性骨质疏松症的临床研究［J］. 中国骨质疏松杂志，1998，4（3）：8-10，23.

［25］徐栋梁，李佛保，杨忠汉，等. DASRR 程序治疗 131 例绝经后骨质疏松症妇女的 5 年临床研究［J］. 中国骨质疏松杂志，2002，8（4）：321-323.

［26］王小云，张春玲，莫莉莉，等. 补肾健脾中药对围绝经期妇女骨代谢和雌激素的影响［J］. 广州中医药大学学报，2000，17（3）：230-232.

［27］王君鳌，林定坤. 骨质疏松症的研究和进展［J］. 中国骨质疏松杂志，2001，7（4）：372-374.

［28］张纾难，韩春生. 中医对骨质疏松症的认识沿革与嬗变［J］. 中国骨质疏松杂志，1999，5（1）：83-85.

［29］丁桂芝，刘忠厚，周勇. 中西医结合防治骨质疏松症的基础与临床研究进展［J］. 中国骨质疏松杂志，1997，3（2）：81.

［30］杨海燕，陈亚琼，黄艳红，等. 补肾中药佳蓉片对去势小鼠骨丢失的预防作用［J］. 第四军医大学学报，2001，22（17）：1572-1575.

［31］柯丽，陈璐璐，涂意辉，等. 复合脉冲电磁场对去卵巢大鼠骨质疏松预防作用的研究［J］. 中国骨质疏松杂志，2001，7（3）：224-227.

［32］李平泽，李元校，吴良辉. 原发性骨质疏松症的病因及针灸治疗［J］. 中国中医基础医学杂志，2002，8（3）：59-60.

［33］苏恩亮，梅铁成，李广琪，等. 针刺对骨质疏松性骨折愈合的影响［J］. 中国骨质疏松杂志，2003，9（3）：250-252.

［34］王长海，张仲海，李峰，等. 针刺对肾阳虚骨密度作用的临床研究［J］. 中国针灸，1998，19：270-272.

［35］坂井友实. 针刺治疗退行性骨质疏松症的临床效果（第 2 报）［J］. 日本东洋医学杂志，1994，44（5）：127.

［36］王东岩，蔡红，卓铁军. 针刺背俞穴对原发性骨质疏松症腰椎骨密度的影响［J］. 安徽中医临床杂志，2002，13（1）：26-27.

［37］王东岩，蔡红，卓铁军. 针刺背俞穴对骨质疏松症腰椎骨密度的影响［J］. 湖北中医杂志，2001，23（2）：6.

［38］刘炎，王维健. 针刺补肾健脾法治疗骨质疏松症的临床观察［J］. 针灸临床杂志，1996，12（7，8）：24-25.

［39］吴明霞，吴炳煌，钱松涛，等. 针灸对骨质疏松患者骨密度作用的临床研究［J］. 福建中医学院学报，2000，10（4）：33-34.

［40］陈丽仪，郭元琦. 温针为主治疗绝经后骨质疏松症临床观察［J］. 针灸临床杂志，2000，16（8）：35.

［41］王东岩，王玲玲，欧阳钢，等. 红外灸疗仪穴位治疗对原发性骨质疏松症骨密度的影响［J］. 国医论坛，2000，15（6）：23.

［42］卓铁军，欧阳钢，申志祥，等. 针药结合对绝经后骨质疏松症骨密度的影响［J］. 针灸

临床杂志，2000，16（11）：1-2.

[43] 刘献祥，吴炳煌，吴明霞，等. 针灸对原发性骨质疏松症影响的实验研究 [J]. 福建中医学院学报，2000，10（1）：21-24.

[44] 赵英侠. 针灸对实验性骨质疏松症的影响 [J]. 中国针灸，1999，19（5）：301-303.

[45] 赵英侠，严振国，余安胜. 针灸对卵巢切除大鼠骨代谢的影响 [J]. 上海针灸杂志，1999，18（5）：40-41.

[46] 赵英侠，邵水金，余安胜，等. "命门" 穴区与卵巢、肾上腺的传入神经节段性分布的关系——HRP 法的研究 [J]. 针刺研究，1999，24（4）：294-296.

[47] 吴明霞，周淋瑛，陈文列，等. 针灸对去卵巢大鼠骨密度、强度及超微结构的影响 [J]. 中国临床康复，2004，8（18）：3546-3547.

[48] 鲍圣涌，王华，阎德文，等. "双固一通" 针刺法对绝经后骨质疏松症模型大鼠 IGF-1 及骨组织形态学的影响 [J]. 中国骨质疏松杂志，2008，14（9）：619-623.

[49] 刘献祥，沈霖，吴明霞，等. 针灸对去卵巢大鼠骨组织 TGF-βl mRNA、VEGF mRNA 表达及凋亡基因 Fas 的影响 [J]. 中医杂志，2003，44（11）：830-832.

[50] 萨仁，王富春，池岛乔. 针灸治疗实验性骨质疏松症对肿瘤坏死因子基因表达的影响 [J]. 针刺研究，2004，29（2）：140-144.

[51] 姚晓，马淑兰，陈伯英. 电针及去卵巢术对大鼠脑内催乳素释放肽的影响 [J]. 针刺研究，2004，29（2）：135-139.

[52] 鲍圣涌，王华，王彦春，等. "双固一通" 针刺法对绝经后骨质疏松症模型大鼠骨组织骨保护蛋白（OPG）mRNA 表达水平的影响 [J]. 针刺研究，2006，31（3）：149-152.

[53] 鲍圣涌，王华，梁凤霞，等. "双固一通" 针刺法对绝经后骨质疏松症模型大鼠骨组织RANKL mRNA 表达水平的影响 [J]. 中华临床康复杂志，2008，5（2）：3-6.

[54] 鲍圣涌，王华，林婉娟，等. "双固一通" 刺法对绝经后骨质疏松症模型大鼠骨组织IL-6 mRNA 表达水平的影响 [J]. 中华中医药杂志，2009，24（1）：84-87.

[55] 武密山，李恩，林富山. 抗骨松帖剂对大鼠骨质疏松神经激素运行通路的调节 [J]. 河北医科大学学报，1999，20（1）：33-34.

[56] 熊丽芳，肖亚平. 耳针治疗中老年妇女骨质疏松症 60 例临床观察 [J]. 贵阳中医学院学报，2000，22（2）：33-34.

[57] MARAS I. 电针治疗自发性骨质疏松症 [J]. 国外医学（中医中药分册），1996，18（2）：51.

[58] ANON. Consensus development conference: diagnosis, prophylaxis and treatment of osteoporosis [J]. Am J Med, 1993, 94: 646-650.

[59] ANONYMOUS. Osteoporosis prevention, diagnosis and therapy [J]. N1H consensus statements, 2000, 17（1）：1-45.

[60] KANIS J A, MELTON L J Ⅲ, CHRISTIANSEN C, et al. The diagnosis of osteoporosis [J]. J Bone Miner Res, 1994, 9: 1137-1141.

[61] KANIS J A. Assessment of fracture risk and its application to screening for postmenopausal osteoporosis: report of a WHO Study Group [J]. Geneva: WHO, 1994. Tech. rep. series.

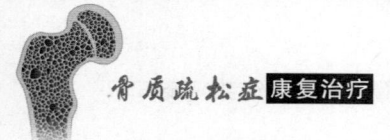
[62] XU L, CUMMINGS S R, QIN M, et al. Vertebral fracture in Beijing, China: The Beijing osteoporosis project [J]. J Bone Miner Res, 2000, 15: 2019-2025.

[63] HANLEY D A, JOSSE R G. Prevention and management of osteoporosis: consensus statements from the Scientific Advi-sory Board of the Osteoporosis Society of Canada: 1 [J]. Introduction. CMAJ, 1996, 155: 921-923.

[64] CHRISCHILLES E A, BUTLER C D, DAVIS C S, et al. A model of lifetime osteoporosis impact [J]. Arch Intern Med, 1991, 151: 2026-2032.

[65] BROWN J P, JOSSE R G. 2002 clinical practice guidelines for the diagnosis and management of osteoporosis in Canada [J]. CMAJ, 2002, 167 (10 suppl): S1-S34.

[66] ORWOLL E S, KLEIN R F. Osteoporosis in men [J]. Endocr Rev, 1995, 16: 87-116.

[67] MEUNIER P. Prevention of hip fractures by correcting calcium and vitamin D insufficiencies in elderly people [J]. Scand J Rheumatol, 1996, 25: 75-278.

[68] HARRIS S S, DAWSON-HUGHES B. Caffeine and bone loss in healthy postmenopausal women [J]. Am J Clin Nutr, 1994, 60 (4): 573-578.

[69] JESUDASON D, NEED A G. Effects of smoking on bone and mineral metabolism [J]. Endocrinologist, 2002, 12: 199-209.

[70] KELLEY G A, KELLEY K S, ZUNG V T. Exercise and bone mineral density in men: a meta-analysis [J]. J Appl Physiol, 2000, 88: 1730-1736.

[71] KONG Y, YOSHIDA H, SAROBI L, et al. OPGL is a Key regulator of osteoclastogenesis, lymphocyte development and lymph-node organogenesis [J]. Nature, 1999, 397: 315-323.

[72] ARRON J R, YONGWON C. Bone versus immune system [J]. Nature, 2000, 408: 535-536.

[73] SCHOPPET M, PREISSNER K T, HOFBAUER L C. RANK ligand and osteoprotegerin paracrine regulators of bone metabolism and vascular function [J]. Arterioscler Thromb Vase Biol, 2002, 22: 549-553.

[74] OELZNER P, FRANKE S. Relationship between soluble markers of immune activation and bone turnover in postmenopaus-al women with rheumatoid arthritis [J]. Rheumatol (Oxford), 1999, 38: 841-847.

[75] KRALL E A, DAWSON-HUGHER B. Heritable and life-style determinants of bone mineral density [J]. J Bone Miner Res, 1993, 8 (1): 1-9.

[76] KELY P J, NGUYEN T, HOPPER J, et al. Changes in axial bone density with age: a twin study [J]. J Bone Miner Res, 1993, 8 (1): 11-17.

[77] HUSRMYER F G, PEACOCK M, HUI S, et al. Bone mineral density in relation to polymorphism at the vitamin D receptor gene locus [J]. J Clin Invest, 1994, 94 (10): 2130-2134.

[78] XU X, CHEN C, NIU T, et al. Twin and sib-pair studies in developing countries. In: Spector T, Snieder H, MacGregor Aeds. Advances in Twin and Sib-pair Analysis [J]. London: Greenwich Medical Media Ltd, 2000.

［79］KOLLER D L, RODRIGUEZ L A, CHRISTIAN J C, et al. Linkage of a QTL contributing to normal variation in bone mineral density to chromosome 11q12-13 ［J］. J Bone Miner Res, 1998, 13（12）: 1903-1908.

［80］NIU T, CHEN C, CORDELL H, et al. A genom-wide scan for loci linked to forearm bone mineral density ［J］. Hum Genet, 1999, 104（3）: 226-233.

［81］EASTELL R. Treatment of postmenopausal osteoporosis ［J］. NEJM, 1998, 338（11）: 736-746.

［82］GROSSMAN A. Clinical Endocrinology ［J］. London: Blackwell Scientific, 1992: 557.

［83］GREENSPAN S, MAILAND L, MYERS E, et al. Femoral bone loss progresses with age: a longitudinal study in women over age 65 ［J］. J Bone Miner Res, 1994, 9: 1959-1965.

［84］MARSHALL D, JOHNELL O, WEDEL H. Meta-analysis of how well measures of bone mineral density predict occurrence of osteoporotic fractures ［J］. BMJ, 1996, 312: 1254-1259.

［85］TUCK S P, FRANCIS R M. Osteoporosis ［J］. Postgrad Med J, 2002, 78: 526-532.

［86］ANDERSON J J B. Calcium requirements during adolescence to maximize bone health ［J］. Journal of the American College of Nutrition, 2001, 20（2）: 186S-191S.

［87］ABRAMS S A, STUFF J E. Calcium metabolism in girls: Current dietary intakes lead to low rates of calcium absorption and retention during puberty ［J］. Am J Clin Nutr, 1994, 60: 739-743.

［88］MARTIN A D, BAILEY D A, MCKAY H A, et al. Bone mineral and calcium accretion during puberty ［J］. Am J Clin Nutr, 1997, 66: 611-615.

［89］MACKELVIE K J, KHAN K M, MCKAY H A. Is there a critical period for bone response to weight-bearing exercise in children and adolescents? a systematic review ［J］. Br J Sports Med, 2002, 36: 250-257.

［90］COMPSTON J E. Risk factors for osteoporosis ［J］. Clin Endocrinol, 1992, 36: 223-224.

［91］SCANE A C, FRANCIS R M. Risk factors for osteoporosis in men ［J］. Clin Endocrinol, 1993, 38: 15-16.

［92］BILEZIKIAN J D. Osteoporosis in men ［J］. J Clin Endocrinol Metab, 1999, 84: 3431-3434.

［93］COOPER C, WALKER-BONE K, ARDEN N, et al. Novel insights into the pathogenesis of osteoporosis: the role of intrauter-ine programming ［J］. Rheumatology, 2000, 39: 1312-1315.

［94］TOBIAS J, CHAMBER T J. Glucocorticoids impar bone resorptive activity and viability of osteoclasts disaggregated from neonatal rat long bones ［J］. Endocrinology, 1989, 125: 1290.

［95］TOMKINSON A, REEVE J, SHAW R W, et al. The death of osteocytes via apoptosis accompanies estrogen withdrawal in human bone ［J］. J Clin Metab, 1997, 82: 3128.

［96］WEINSTEIN R S, JIKA R L, PARFITT A M, et al. Inhibition of osteoblastogenesis and

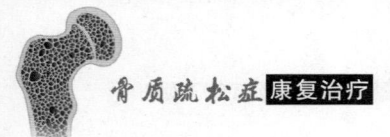
promotion of apoptosis of osteoblasts and osteocytes by glucocorticoids [J]. J Clin Invest, 1998, 102 : 274.

[97]PLOTKIN L I, WEISTEIN R S, PARFITT A M, et al. Prevention of osteocyte and osteoblast apoptosis by bisphosphonates and calcitonin [J]. J Clin Invest, 1999, 104: 1363.

[98]SARKAF D, NAGAYA T, KOGAK K, et al. Culture in vector–averagated gravity under clinostat rotation results in apoptosis of osteoblastic ROS 17/2. 8 cells [J]. J Bone Miner Res, 2000, 15: 489.

[99]KAMEDA T, MANN H, YUASA T, et al. Estrogen inhibits bone resorption by directly inducing apoptosis of the bone re–sorbing osteoclast [J]. J Exp Med, 1997, 186: 489.

[100]CHEN D, JI X, HARRIS M A. Differential roles for bone morphogenetic protein (BMP) receptor type I B and I A in dif–ferentiation and specification of mesenchymal precursor cells to osteoblast and adipocyte lineages [J]. J Cell Biol, 1998, 142: 295–305.

[101]MARTIN B. Aging and strength of bone as a structural material [J]. Calcif Tissue Int, 1993, 53 (Suppl 1): S34~S40.

[102]BURR D B, FORWOOD M R, FYHRIE D P, et al. Bone microdamage and skeletal fragility in osteoporotic and stress fracture [J]. J Bone Miner Res, 1997, 12: 6~15.

[103]SCHAFFLER M B, PITCHFORD W C, CHOI K, et al. Examination of compact bone microdamage using back–scattered electron microscopy [J]. Bone, 1994, 15: 483~488.

[104]BURR D B, HOSSER M. Alteration to the en bloc basic fuchsin staining protocol for the demonstration of microdamage produced in vivo [J]. Bone, 1995, 17: 431–433.

[105]MAEDA M, BRYANT M H, YAMAGATA M, et al. Effects of irradiation on cortical bone and their time–related changes [J]. J Bone Joint Surg, 1998, 70A: 392–399.

[106]FEDER G, CRYER C, DONOVAN S. Guidelines for the prevention of falls in people over 65 [J]. BMJ, 2000, 321: 1007–1011.

[107]RIGGS B L. Osteoporosis. 2ed [M]. New York: Lippincott–Raven Publishers, 1995: 227–271.

[108]GLÜER C C, CUMMINGS S R, PRESSMAN A, et al. Prediction of hip fractures from pelvic radiographs: the study of osteopo–rosis fracture [J]. J Bone Miner Res, 1994, 9: 671–677.

[109]GENANT H K, WU C Y, VAN KUIJK C, et al. Vertebral fracture assessment using a semiquantitative technique [J]. J Bone Miner Res, 1993, 8: 1137–1148.

[110]GENANT H K, JERGAS M, PALERMO L, et al. Comparison of semiquantitative visual and quantitative morphometric assess–ment of prevalent and incident vertebral fracture in osteoporosis [J]. J Bone Miner Res, 1996, 11: 984–996.

[111]HEDLUND L R, GALLAGHER J C. Vertebral morphometry in diagnosis of spinal fracture [J]. Bone Miner, 1988, 5: 59–67.

[112]YOSHIKI N, TOSHITAKE N, HIROAKI O, et al. Guidelines on the use of biochemical markers of bone turnover in osteoporosis [J]. J Bone Miner Metab, 2001, 19: 338–344.

［113］Royal College of Physicians. Osteoporosis clinical guidelines for prevention and treatment. Update on pharmacological interventions and an algorithm for treatment［Z］. London: RCP, 2000.

［114］Royal College of Physicians. Osteoporosis clinical guidelines for prevention and treatment［Z］. London: RCP, 1999.

［115］BROWN J P, JOSSE R G. 2002 clinical practice guidelines for the diagnosis and management of osteoporosis in Canada［J］. CMAJ, 2002, 167（10 suppi）: S1–S34.

［116］MATKOVIC V, HEANEY R P. Calcium balance during human growth: evidence for threshold behavior［J］. Am J Clin Nutr, 1992, 55: 992–996.

［117］MATKOVIC V, ILICH J Z, ANDON M B, et al. Urinary calcium, sodium, and bone mass of young females［J］. Am J Clin Nutr, 1995, 62: 417–425.

［118］Standing Committee on the Scientific Evaluation of Dietary Reference Intakes Food and Nutrition Board, Institute of Medicine: Dietary Reference Intakes for Calcium, Phosphorus, Magnesium, Vitamin D and Fluoride［M］. Washington, DC: National Academy Press, 1997.

［119］ILICH J Z, KERSTETTER J E. Nutrition in Bone Health Revisited: A Story Beyond Calcium［J］. J Am Coll Nutr, 2000, 19: 715–737.

［120］EDWARDS A G K, ELWYN G J, GWYN R. General practice registrar responses to the use of different risk communication tools in simulated consultations a focus group study［J］. BMJ, 1999, 319: 749–752.

［121］EASTELL R. Treatment of postmenopausal osteoporosis［J］. NEJM, 1998, 338（11）: 736–746.

［122］RECKER R R, DAVIES K M, DOWD R M, et al. The effect of low dose continuous estrogen and progesterone therapy with calcium and vitamin D on bone in elderly women: a randomized, controlled trial［J］. Ann Intern Med, 1999, 130: 897–904.

［123］RECKER R. The role of combination treatment for osteoporosis（Editorial）［J］. J Clin Endocrinol Metab, 2001: 1888~1889.

［124］MANOLAGAS S C. Birth and death of bone cells: Basic regulatory mechanisms and implications for the pathogenesis and treatment of osteoporosis［J］. Endocrine Reviews, 2000, 21: 115–137.

［125］RICO H, HENANDEZ E R, REVILLA M, et al. Salmon calcitonin reduces vertebral fracture rate in postmenopausal crush fracture syndrome［J］. Bone and Mineral, 1992, 16: 131–138.

第二章
骨质疏松症的康复疗法

第一节 心理疗法

一、骨质疏松患者的心理问题

世界卫生组织（WTO）将健康定义为"体格上、心理上和社交上的理想状况"，因此合格的心理状态也是健康良好的重要环节。但我们常常听到很多老年人叹气："人老了哦，身子骨不行了，一年不如一年。动不动就腰酸背痛腿抽筋，没用了哦。"这是因为随着年纪增长，机体机能逐渐衰退，人的躯体及精神状态及个体特征等会发生相应改变，促使老年人情绪不佳，精神抑郁或失常，尤其是在患病之时更容易产生绝望感。骨质疏松作为发病率极高的慢性增龄性相关性疾病，约 60% 的老年人均可发生骨质疏松，尤其累及绝经后妇女和老年人。心理健康是否影响生理健康关系领域的研究才起步不久，研究者 Rauma 认为心情可以影响骨骼密度，但其中的机制尚不清楚，认为抑郁的机制是一种慢性应激，可能是它刺激了皮质醇和儿茶酚胺的分泌，导致骨质流失。心理问题变化也会影响骨代谢，研究者们观察了抑郁症和焦虑症患者的骨密度变化，发现不仅抑郁症，焦虑症也同样可以降低人体的骨密度，其中抑郁重症患者的骨密度较健康人群低，骨密度下降得也更快，且其中男性患者的骨密度下降比女性更多。这些研究向我们揭示了心理对生理健康的影响可能远比我们预想的更广泛。而骨质疏松患者的心理变化会明显影响其康复的过程和结果，所以需要对其心理问题有一定了解，并通过相应心理治疗去引导患者环节或消除不良情绪，从心理上影响生理水平，使患者躯体功能得到恢复。

1. 自我感受负担

这类慢性患者随着生活自理能力下降，会出现不同程度的心理问题，会出现一种自我感受负担（self-perceived burden，SPB），即患者由于自身疾病问题在经济、日常生活、精神上对家属的依赖，形成他成为家庭负担的心理负担。大多数患者没有临床症状，所以容易被忽视，国内主要的研究方向是与该患者自身生活质量、心理健康水平、社会人口学等相关因素的探讨，以及照顾者相关因素的研究。随着我国社会化程度日益增高，人口和计划生育形势也发生了重大转折性变化，但人口结构问题中老龄化现象加剧越来越成为影响经济社会发展的重要因素。年轻一代面临的养老压力不容小觑，加上我国医疗保障体系不健全，农民看病也仍有自费现象，因病致穷或因病返穷，都会使老年病者难以接受，从经济方面产生严重的自我感受负担，认为自己拖累了家人，内疚、抑郁感严重。

从自身生活方面而言，骨质疏松症患者面临长期腰背疼痛，严重时可出现全身骨骼疼痛，拿重物时疼痛加重，甚至翻身、起坐及行走都有困难等诸多的活动受限与不便。而随着钙离子流失，骨质脆性增加，骨质疏松患者轻微磕碰可能造成骨质疏松椎体压缩性骨折，而一旦发生这种情况只能采取卧床或支具固定等保守治疗，不仅加重了骨质疏松程度，还可能出现如压疮等卧床并发症，而且由于无明确诊疗方案，病程长，不能根治，患者更容易发生抑郁、焦虑、失望等负面情绪，生活自理能力下降，严重依赖家人及照顾者，心理负担更加严重。

国内外将自我感受负担的研究作为慢性病患者心理体验的里程碑。研究表明患者自我感受负担的高低影响着患者的身心健康，并且自我感受负担与心理状况正相关，即患者的自我感受负担越重，心理健康状况越差，患者心理状态越消极，对生活越没有信心，生活的自理能力就越差，生活质量水平越低。

2. 自我效能感降低

自我效能感与心理健康水平密切相关，也在慢性病自我管理中得到了应用。自我效能感是指个体应付各种不同环境的挑战，或面对新事物时的一种总体的自信心，可反映一个人对自身潜能的发挥。自我效能感低的人，负面情绪重，生活质量水平也低，而据多方临床研究表明，骨质疏松患者常缺乏自信，认为自己无法建立良好的生活方式，得到健康的生活状态，若遇到病情波动或重大生活事件，多次尝试后仍失败，更易产生畏惧、挫败退缩等消极心理，这些过度强烈的消极情绪也会反过来减低自我效能的发挥，使他们面对困难的信心降低。焦虑、抑郁、恐惧情绪显著影响患者的自我效能感，进而影响自身的行为。在住院期间，老年慢性病具有反复发作的特点，严重者长期卧床、疼痛不适，检查的繁琐与复杂，治疗的痛苦，甚至丧失了学习和料理生活的能力；人际关系上，患者长期需要家人的照顾，觉得长期依赖别人，给别人带来不少麻烦，这些想法日积月累堆积在心理也易产生焦虑、抑郁情绪；加上经济上的损失与困难，因此患者自我效能感受到严重影响。

3. 认知局限

很多人对骨质疏松都有认知误区，尽管骨质疏松是老年人健康第三大杀手，但是人们对骨质疏松的危害人不够重视，长期处于失防状态。我们的骨骼看似无声无息，实际上一直处于骨形成与骨吸收的交互作用之中，从出生开始我们被教导要好好吃饭，长筋骨，让骨头结实，但到了40岁以后，骨质流失的速度就超过骨形成的速度，骨量开始下降，骨质变脆，就会加大患骨质疏松及骨折的危险，尤其是很多女性，年轻时不注意，忽视运动、减肥节食、怕晒，导致骨质疏松在较早年龄出现。也有已经确诊为骨质疏松的患者可能由于缺乏对该病的正确认识，通过熬骨头汤或单一补钙等方式自行治疗，结果耽误了病情。这些错误的认识往往误导人们对骨质疏松症治疗方式的选择，同时延误了骨质疏松症的治疗时间，使原本已发生骨量减少的人群进一步加重导致骨质疏松，使轻中度骨质疏松的患者成为重度骨质疏松症患者。这些都缺乏骨质疏松疾病的有效防范意识，所以人们需要正确认识骨质疏松，提前预防和积极治疗骨质疏松的发生。

在卫生部发布的《防治骨质疏松知识要点》中明确指出了骨质疏松的九大误区，且根据这些误区分别进行了针对性的回答。这些误区是：

（1）补钙等于治疗（正解：不单是纯补钙，而应是提高骨量、增强骨强度和预防骨折的综合治疗。患者应到正规医院的相关骨质疏松科室规范治疗）。

（2）喝骨头汤能预防（正解：骨头汤里的大量脂肪会对老年人的身体健康造成其他危害）。

（3）与年轻人无关（正解：骨峰值在30多岁，前期"存骨量"越多，患骨质疏松症风险越低）。

（4）老年人治疗为时已晚（正解：治疗越早，效果越好）。

（5）靠自我感觉发现（正解：可定期去正规医院进行骨密度检查）。

（6）骨质疏松症是小病（正解：不只是平时的腰酸背痛，发生骨折的风险也会大大增加）。

（7）无须看专科医生（正解：已经确诊骨质疏松症的患者，应及早到正规医院，接受专科医生的综合治疗）。

（8）宜静不宜动（正解：体育锻炼对于防治骨质疏松具有积极作用）。

（9）骨折术后就正常了（正解：骨折手术只是针对局部病变的治疗方式，而全身骨骼发生骨折的风险并未得到改变。仍应该积极治疗且规避再次骨折风险）。

4. 情绪障碍

巴甫洛夫曾指出："一切顽固、沉重的忧郁和焦虑足以给各种疾病打开方便之门。"说明持续的负面情绪对健康有潜在的威胁。而历来传统中医也将情绪作为致病的重要因素，"悲哀忧愁则心动，心动则五脏六腑皆摇""肝气虚则恐，实则怒"，也说明"情志过极则百病丛生"。

现代心理学研究者们通过探讨情绪与健康关系促进了医学心理学的深入研究，这些情绪研究者们大都从三个方面来考察和定义情绪：在认知层面上的主观体验，在生理层面上的生理唤醒，在表达层面上的外部行为。当情绪产生时，这三种层面共同活动，构成一个完整的情绪体验过程。但情绪不同于认知，情绪与认知是带有因果性质和互相伴随而产生的。情绪可以发动、干涉、组织或被破坏认知过程和行为；认知对事物的评价则可以发动、转移或改变情绪反应和体验。常人之所谓"七情"实则起源于宋代陈言的《三因极一病证方论》，他将情绪划分为"喜、怒、忧、思、悲、恐、惊"七种，其中"喜、怒、忧、思、恐"又称为五志。人类的情志活动具有双重性，一是生理特性，即七情为机体自身的本能反应；一是病理特性，即七情太过或不及对机体自身有致病作用。陈言将这种情志致病明确概括为内伤七情，指出"七情，人之常性，动之则先自脏腑郁发，外形于肢体，为内所因。与西方情绪心理功能主义理论奠基者伊扎德提出喜悦、愤怒、悲伤、恐惧、厌恶、兴趣、鄙视等情绪类型相似谋和而又做了进一步分析发展。情绪病成为一种越来越普遍的都市心理疾病，现代生活压力大，对外界社会的变化适应不了，人们在思维、情感和行为上与社会规范轨道相去甚远，产生心理负荷，容易走极端，身体也无可奈何，抵抗力下降，疾病随之而来。所以说"心生百病"。研究证明强烈的情绪冲击，或长期不良情绪能引起人体分泌失调，淋巴系统紊乱，从而造成免疫功能下降，已成为"癌症催化剂"。

骨质疏松患者各种心理问题主要来源于骨质疏松症对身体不便所造成的思想负担和精神压力。骨质疏松患者在自理能力上的退化带来了生活上诸多麻烦，人

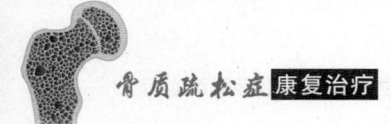

院时无法适应新环境产生孤独感，加上治疗时间冗长，患者期望过高却收效缓慢，心生烦躁或挫败感，手术前的紧张恐惧感，以及家庭不和谐等因素，导致出现悲观沮丧或者焦虑易怒等一系列负面情绪，而恰巧患者往往对这些负面情绪不能及时自行调节，就产生了情绪障碍，当这种情绪障碍长期持久的存在又能反过来影响疾病的转归，使病情加重，甚至出现新的严重的相关性疾病，比如女性月经不调，甚至闭经、高血压、心脏病等。

各种情绪对身体的损害已有众多学者对其进行系统研究，关于抑郁与骨质疏松关系的现已被证实：抑郁的情绪可通过神经内分泌网络对骨矿化、骨形成和骨破坏均产生影响，从而导致骨量减少，形成骨质疏松。而焦虑的情绪可以激发交感神经系统释放去甲肾上腺素，损伤成骨细胞，有效控制焦虑后，成骨细胞的破坏则减少。还有研究证实焦虑症患者多伴有内分泌功能紊乱，血糖、皮质激素增高，影响机体的钙磷代谢系统及炎症因子的代谢，导致骨密度的下降。

情绪作为一种情感体验，太过或不及都会损害健康，如果生病之后能充满信心，克服不良情绪，敢于同疾病积极斗争，就能在疾病过程中扛起正气大旗，发挥良好情绪对医疗治愈疾病的无限价值。

二、心理治疗的必要性

1. 心病医心

当我们无法适从不良情绪给我们生活带来的压力与痛苦的时候，往往会寻求专业性的帮助，对于骨质疏松的患者来说也是如此，只不过他们过度的关注医疗水平为他们解除痛苦，忽略了心理健康对抗疾病的重要意义，其实心理问题处理得好，很有可能取得事半功倍的效果。当然，大部分人很少会意识到自己有心理方面的问题，甚至到了需要心理治疗的地步。患有慢性病的老年人怕麻烦，讳疾忌医，声称自己心理没有问题，不肯面对自己的心理状态，这属于心理问题中的一种认知局限，所以这类患者首先就需要进行自我心理健康调查与了解。当他以"求治者"身份面对自己时，会主动地与治疗者合作，检查自己的心理与行为，并不断改善，努力修正，促进心理治疗发挥对身体治疗的积极作用。《美国精神病学词汇表》将心理治疗定义为："在这一过程中，一个人希望消除症状，或解决生活中出现的问题，或因寻求个人发展而进入一种含蓄的或明确的契约关系，以一种规定的方式与心理治疗家相互作用。"这其中心理治疗的治疗者必须接受专业的训练，消除或控制患者的心理问题或障碍，改善患者的不良适应和行为方式，促进患者恢复和身心健康。当我们受不良情绪左右，跟自己或身边的人总是发生不愉快的事情时，应当及时了解心理知识，正确面对心理疾病，寻求专业帮助，才能更好地生活及对心理疾病的防微杜渐。骨质疏松患者的家属也应该帮助患者树立信心，明确"心病还需心药医"。

2. 自我保护

当我们回顾由于心理问题酿造的种种悲剧事件的时候，心理健康问题无疑在给我们敲响一次次警钟，有些患者平时闷闷不乐，感到生活毫无意义，郁郁寡欢，严重者更选择从医院楼顶跳下自杀，悲观厌世。有的患者焦虑不安，慢慢情绪传染给同病房患者，形成集体性情绪障碍，这类患者经常因为过度紧张，出现胸闷心悸，烦躁，胃口不好，失眠多梦，甚至出现幻觉妄想等精神类疾病，这就需要从患者本身、医护、家属三个层面去思考如何关注慢性患者的心理健康，营造一个良好的关爱氛围。心身医学研究已经证明：心理问题总的致病机制是通过情绪传递的，能引起神经系统，内分泌系统，免疫系统的活动变化，进而影响全身系统和器官，当患者暴躁、愤怒、痛苦时，会出现交感神经亢奋，心跳加快，呼吸急促，血压上升，焦虑不安则会出现排尿、排便次数增加。不良的情绪得不到及时的疏导与发泄，会对健康构成严重的威胁，这是情绪过极引起心身疾病的重要原因。《黄帝内经》认为："恬淡虚无，真气从之，精神内守，病安从来"，当患者能客观对待自己的疾病，处于宁静安谧的意识状态，通过强大的正能量心理暗示，引导体内的各个生理机能随之协调，达到防治疾病、强身健体的目的。这就需要患者了解如何通过自我暗示，调动自身潜力，发挥主观能动性去调节心理障碍。

3. 社会和谐

社会学家和精神病学家对如何测量心理问题的讨论基于心理问题实质的不同理解，更多的认为这不是一种疾病实体，也不完全是一种社会构建，而是综合社会、文化、心理和生理因素的结果。也有研究表明抑郁等消积情绪与个体的社会支持水平呈负相关，这其中社会支持是以个体（被支持者）为中心，个体及其周围与之有接触的人们（支持者），以及个体与这些人之间的交往活动（支持性的活动）所构成的系统。社会支持水平越高，则个体的消极情绪越少。

作为病痛缠绕的人群，无论疾病的严重与否，患者看待疾病的方式不仅影响自身的康复，还有可能影响家庭的和睦及社会的和谐，当他们的社会支持较少，负面消积情绪占主导地位时，也有可能产生变态的心理问题。有些患者自我感受

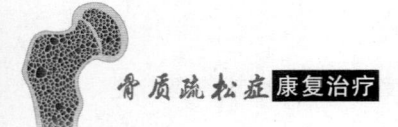

负担严重，以不带给家人困扰、自生自灭为由甚至离家出走，其结果是让患者家属更加着急担心。以前听说过很多类似的虚假报道，比如艾滋患者抽取自身血液注入西瓜中，供人买卖。虽然这类报道的真实性我们有待考量，但层出不穷的负面医疗新闻，也显示出不良的心理疾病可能会对社会都带来严重影响，我们甚至也可以想象，如果骨质疏松症患者一旦心理扭曲，自我放弃，那躺在街上当碰瓷老人的情况我们也是可以预见到的。所以这就需要建立良好和有效的社会支持网络，让家属、医生、护士能及时觉察到患者的心理状况，并主动提供支持和帮助，让他们切身地体验到被尊重、支持和理解的满足感。这样也可以起到缓冲作用，降低骨质疏松疾病所造成的压力对患者的消极影响，达到预防对抗抑郁等不良情绪，甚至干预自杀的目的。

4. 研究数据

越来越多的研究者们关注到心理健康治疗对于改善骨质疏松的重要意义，也有更多的临床报道证明在骨质疏松患者中实施心理干预，能够有效改善患者的焦虑状态，提高治疗效果。实验中通过对患者实施不同的心理干预策略，加强与患者沟通，建立医患之间的信任；鼓励患者主动倾诉内心感受，让患者正视病情，帮助患者建立信心，舒缓紧张、焦虑的情绪；对患者的家属进行相关健康教育，帮助家属理解和照顾患者，给予患者更温暖的关怀和支持；让患者与患者之间相互鼓励，分享克服困难的方法和勇气，帮助患者更积极主动的进行治疗，均收获了良好的治疗效果。研究者对采用综合治疗的 68 例女性内分泌失调性骨质疏松症患者分别实施常规护理和在常规护理模式基础上的心理干预，结果显示，观察组患者治疗依从性和护理满意率明显优于对照组，心理干预能明显提高内分泌失调性骨质疏松疏症患者的疗效，患者对护理满意率也明显提高，具有重要的临床意义。也有研究者基于中药联合心理干预改善焦虑状态的临床机制研究，通过比较血府逐瘀丸联合参芪五味子辅助心理咨询治疗效果明显优于西药舍曲林治疗组，而且相对更安全。中药与心理疗法配合，相得益彰，副作用少，安全有效。这其中作用不乏中医学对情志病的发病机制具有成熟的理论记述，祖国医学对情志病的治疗，在遵循辨证理论基础上遣药组方，又通过结合现代心理分析疗法的综合配伍原则对变证进行灵活施治，以达"阴平阳秘，精神乃治"，以及恢复健康的治疗目的。

家庭是人类社会最基本、最重要的生活单位，家庭成员之间的亲密关系及情感表达等都对患者的健康状态及其生活质量产生重要影响。有研究发现老年骨质疏松患者服药信念水平较低，通过改善家庭支持度，包括精神与物质支持，患者面对疾病会选择积极的应对方式，故服药必要性的感知水平会较高，使服药信念水平较高，服药依从性较好。家庭与社会密不可分，有研究者对 112 例老年骨质疏松患者的生命质量总分与社会支持总分应用 Pearson 相关性分析进行统计分析后发现，老年骨质疏松组社会支持与生命质量呈正相关，间接性鼓励老年骨质疏松患者加强与社会联络，积极参加健康讲座、患者俱乐部等活动来获得更多社会支持率，实现社会的健康老龄化，促进社会和谐。

三、心理健康的调节

骨质疏松悄无声息地影响我们的生活，如果不是专业仪器测试，我们甚至不知道自己的骨骼内部发生着惊人巨变，当我们明显察觉到骨骼疼痛、畸形时，不小心扭了脚就造成骨折时，其实就已经迈入病程发展中后期了，而目前骨质疏松后期所导致的骨骼病变尚无法根本治愈，这不得不提醒我们及早干预重视，包括治疗药物的针对性选择和有效实施、了解骨质疏松病变的发展规律及纠察自己所处阶段，还有心理健康的及时调节，诸多方面应对，有目的、有计划、有监测地进行，才能阻止病变的发展，缓解临床症状，降低骨质疏松对人体的伤害。

当我们主动地想去解决自己的心理问题时，就已经成功跨进了心理治疗的第一道门槛，什么是心理健康呢？

对于心理健康的标准可因人而异，大致归纳出来有 3 种：

①保持个性的完整与和谐，个性中的能力、兴趣、性格与气质等各个心理特征必须和谐而统一，生活中才能体验出幸福感和满足感。

②要有良好的处世能力，生活目标要切合客观事实，丰富自己的精神生活，另一方面可以及时调整自己的行为，以便更好地适应环境。

③良好的人际关系，人际关系的形成包括认知、情感、行为三个方面的心理因素，人际关系的协调与否，对人的心理健康有很大的影响，接人待物应大度和善，助人为乐，与人为善。

当发现自己情绪压抑，食欲减退或体重减轻，精神呆滞，敏感容易激怒，自我评价过低，失眠，丧失兴趣等症状持续 2 周以上可能会有心理问题了。根据心理健康与否的表现，我们可以试着调整自己的心态，学会面对生活及病痛带给我们的无形压力，把微笑当作最好的保健品。人一旦忧郁容易把不好的情绪放在心里，如果想要开心一点，就需要学会倾诉，把心中的烦恼忧愁说出来，做一个乐

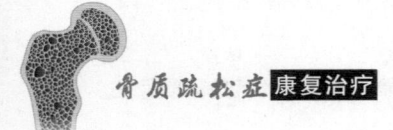

观心胸豁达之人，才能与健康常伴。

1. 医护调节

患者所处的就医环境对患者疾病的康复有重要影响，所以医护工作者应根据患者自身情况和所呈现的心理状态去考量和选择不同的心理治疗方法。前提是要求医生护士处理好与患者的医护关系，取得患者的信任，把患者当作自己的亲人或朋友交往，"先患者之忧而忧"，耐心帮助患者及其家属分析病情和利弊，协调患者生活圈里的人，建立统一的治疗联盟，让患者重拾信心，积极对抗疾病。

现在的医患环境其实需要几乎每个医生都去学习一下如何处理患者就医过程中的心理问题，弗洛伊德创立的精神分析疗法，治疗患者心理疾病时主要经过4个主要程序，分别是倾诉、解释、教育、影响。让患者说出心中所想，鼓励患者大谈特谈，再根据他的问题点分析患者内心的主要矛盾和原因，并根据这些矛盾点进行利弊分析，提出批评指正，最后潜移默化，让患者如何预防及对抗不良心理困扰，树立正确的积极面对疾病的心态和行为。

在医护工作者的研究数据中发现，对患者进行心理健康调节曾采取过不同的具体心理治疗方法，其中有系统性健康教育宣传、动机性访谈、共情技术及个体护理方法分析等。有研究者对86例老年骨质疏松患者，随机分为观察组和对照组，各43例。对照组给予常规健康教育，观察组给予动机性访谈干预，结果发现动机性访谈干预可显著提高临床疗效，并改善老年骨质疏松患者的生活方式，值得临床推广应用。也有研究者对80例原发性骨质疏松患者进行为期6个月的系统性健康教育，即干预前评估、制订个体化健康教育计划及内容、采取多种教育形式相结合的方法实施健康教育。实施前后对患者的生活质量进行比较，发现实施系统性健康教育后，患者总体在健康感觉、社会功能、躯体疼痛、心理健康、精力5个方面得分与教育前比较，有明显提高。护理共情技术是一种通过运用专业的沟通技巧与患者及其家属进行详细的交流沟通，感同身受地体验患者的精神世界，营造和谐互信的护患关系，达到缓解患者紧张、抑郁和焦虑精神状态及提高患者安全感的目的，最终提高治疗效果。为探讨内分泌失调性骨质疏松症患者综合治疗过程中的护理方法及效果，总结该类患者治疗过程中的护理经验。研究者随机选择2年内收治的68例内分泌失调性骨质疏松症患者作为研究对象，随机分为对照组和观察组，各34例，均进行综合治疗，对照组给予常规护理，观察组在常规护理基础上给予心理干预，结果显示内分泌失调性骨质疏松症患者实施综合治疗过程中在常规护理基础上给予心理干预，可有效改善患者情绪状况，提高患者治疗依从性和护理满意度，从而提升患者综合治疗疗效，有利于疾病的康复，值得临床进一步研究以规范心理干预标准操作方法，提高疗效。当然，也必须了解，心理治疗并不能替代药物及其他治疗，需要从各方面、整体、系统地促进患者的康复。

2. 中医养生

中医养生中治未病有 3 条原则：未病先防、既病防变、初愈防复。提倡重视人体正气，也类似于西医所说增强人体免疫力，以达到抵抗外邪、预防疾病的目的。对于骨质疏松这种慢性疾病，很适合运用中医"治未病"理论贯穿始终。具体而言未病先防，是指正常人采取恰当的养生保健方法，建立积极健康的生活习惯以防止疾病的发生，这需要我们关注骨骼健康知识，从小开始、从平时开始注重保养骨骼健康。既病防变是指从脏腑相关、五行相生相克的角度防治并发症，比如"见肝之病，知肝传脾，当先实脾"就非常经典，对于骨质疏松症患者最重要的当然是预防骨折。初愈防复是指患者处于康复阶段，此时邪气刚走，正气仍虚，此时需要整体调理，使机体正气尽快恢复，防邪复发。

在中医学中骨质疏松属于"骨痹""骨萎"范畴，现临床上多认为其病因病机为肝肾不足、脾虚、血瘀。由于"肾主骨、藏精、精生髓营骨""肝主筋、藏血""脾主肌肉、四肢、统血，脾主运化"，所以中医学认为本病的发生与肾、肝、脾的关系最为密切。这其中又以肾为根本，早在《素问·上古天真论》中有云"女子七岁肾气盛，齿更发长。……四七筋骨坚，发长极，身体盛壮。……七七任脉虚，天癸绝。""丈夫八岁肾气实，发长齿更。……四八筋骨隆盛，肌肉壮满。……八八天癸绝，肾脏衰，形体皆极。"充分说明了"肾主骨"的重要作用。先天肾精充足，则骨发育生长的物质基础好，可化髓养骨，对骨的生长发育有着主宰作用。反之则肾气不足，骨失濡养，发为骨痹等。若后天房事、生育过多，损耗伤真阴真阳，或因天癸将绝之期，失于保养，加重肾虚精亏，致肾虚骨髓失养，脉络痹阻，此时正气虚弱无以敌外扰伤肾之邪，形成骨质疏松。大量的实验研究和临床效果显示，应用补骨脂、杜仲、续断、淫羊藿、菟丝子等补肾中药在延缓衰老、治疗骨关节疾病、预防和抑制骨质疏松恶性发展等方面，发挥着重要作用，常用中成药有龙牡壮骨颗粒、仙灵骨葆胶囊等。

清代曹庭栋《老老恒言》说到"养静为摄生首务"，这与《黄帝内经》论及的"精神内守，病安从来"都是以静为旨、神气内守、邪不可干的主张。在现代社会，各种压力所带来浮躁的气息扑面而来，需要我们慢下节奏，深呼吸，凝神

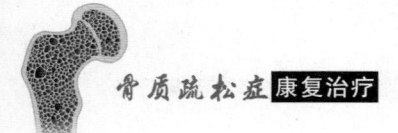

敛思，收获内心的平静。这样不仅可以缓和骨质疏松患者焦虑、抑郁、急躁的不良情绪，还能保持头脑清醒，精神爽朗。很多时候我们在阳光明媚的早晨看到大妈大爷们练太极、气功等，既能使身体的骨骼、肌肉、关节都得到有益的锻炼，又能排遣孤独寂寞，增加乐趣，产生幸福满足感。或者练习书法，也算活到老学到老，在诗书字画之间陶冶情操的同时，得到自我认同与肯定，也能渐渐收获一颗积极向上、乐观开朗的心。

3. 自我调节

其实，所有人在遇到生活中的危机时，沮丧和失落是难以避免的。甚至有时候，伤心的情绪会随着天气和环境的改变而出现。例如，落叶随风飘零也会让骨质疏松患者感到情绪低落，孤独无助。其实要想这些悲观情绪一下子完全恢复，是难以实现的，还不如把它看作是一个我们从刚开始的沮丧到逐渐接受、最后乐观坚强的过程。骨骼保养也不是一蹴而就的，长期的情绪困扰得不到解决，当然无法拥有健康的骨骼条件，骨质疏松患者除了平时要注意积极配合治疗以外，还应针对不同情绪进行自我治疗。

预防骨质疏松就需要提高自我保护意识，骨质疏松属于年龄相关性一个慢性病，并非人到老年才需要开始保养骨骼，从儿童及青少年起就应该好好吃饭，好好锻炼，多晒太阳，科学补钙，保持健康的生活方式，定期检查骨密度，了解骨骼健康情况。骨质疏松患者应警惕骨折，明白骨折是骨质疏松发展到一定程度的必然结果，不必太自怨自艾，也要在饮食及运动上多加注意。发生骨折的患者不要急躁，积极配合治疗的同时，应该主动同家属亲友保持沟通，避免孤独和寂寞，淡定乐观面对，能认识到疾病的严重性同时也能拥有积极对抗疾病的信心，相信在现代医疗水平下，经过有效的治疗，不适症状能够缓解，生存质量会一步步提高。

骨质疏松症是一种慢性病，需要我们做好打持久战的准备，需要我们用恒心、毅力、耐心、理智去制订好长久计划，从膳食、运动、心理、社交等各方面展现积极的态度，以及受挫后相应的自我安慰与鼓励对策。

可以根据自己的条件选择合适的兴趣爱好，种花种草或喂鱼养龟，也可以练习书法，读书作画，这些静态运动不仅陶冶情趣，还可以静养身心。心静则神安，神安则灾病不生，福气永存。生活中不乏繁杂吵闹的场合，若能闹中取静，消除烦忧，又能偷空养生，何乐而不为呢？

骨的功能适应性原理表明，正常限度内的应力刺激是骨正常发育的必要条件，适当的运动能增强肌肉力量，提高平衡能力，老年人应多参与太极拳、慢跑、散步、气功等比较缓慢的运动。研究表明老年人全面正确评估身体机能后，在机体承受的范围内，运动强度越大，运动时间越长，运动频率越高，预防骨量丢失的效果就越好。预防老年性骨质疏松，是一个长期过程，应根据老年人的具体情况做出符合个人情况的锻炼计划，达到最佳的锻炼效果。比如有研究者发现，五禽戏锻炼对运动系统作用明显，其活动部位全面，运动幅度比较大，主要利用腰部力量，带动全身，这使相应的骨骼尤其腰椎受到多方位、足够的运动负荷，从而得到足够的适应性改变，腰椎骨量明显增加，骨密度增强，从而预防和治疗骨质疏松。

广场舞从风行之时起就得到了广大妇女的喜爱，有研究者对 40 名绝经后骨质疏松症患者采取了广场舞运动疗法干预，对照组不做特殊干预，统计分析后发现，广场舞运动能有效减缓绝经后妇女胫骨骨密度下降速度，提高血清雌二醇水平，改善平衡能力，且随着干预时间延长，效果更明显。说明广场舞对防治绝经后妇女骨质疏松症具有积极作用。

骨质疏松作为以中老年病，与我们一生的行为习惯、生活方式、心理品质都息息相关，作为医者除了在临床上，需要积极探索及关注治疗的手术或药物新方法治疗骨疏松性骨折的同时，更应及时评估患者的心理状态，进行针对性的心理治疗，还应协同家人朋友社会积极的心理干预，帮助患者从生理和情感方面应对生活变化带来的各种压力，减轻焦虑或抑郁情绪，更好地面对生活。骨质疏松患者也应了解自己的疾病状况，主动倾诉需求与情绪，学会自我心理调节，在长期防治的旅途中，学会与骨质疏松和谐共处，改善生活质量。

第二节　运动疗法

运动疗法是以运动学、生物力学和神经发育学为基础，以针对性改善躯体、生理、心理和精神的功能障碍为主要目标，以作用力和反作用力为主要因子的防治方法，包括各种主动的躯体活动训练，以及被动的治疗性躯体活动。运动疗法的治疗作用主要包括：改善运动组织（肌肉、骨骼、关节、韧带等）的血液循环、代谢和神经控制，促进神经肌肉功能，提高肌力、耐力、心肺功能和平衡功能，减轻异常压力或施加必要的治疗压力，纠正身体畸形和功能障碍。现代医学

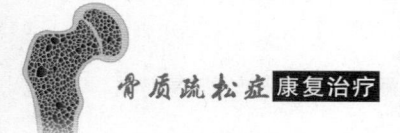
正由传统的生物学模式转化为生物－心理－社会模式。现代社会的发展改变了人们的生活方式，也改变了生活质量和疾病的概念。运动疗法由于其内涵符合新的医学模式，正在成为现代社会最受欢迎的临床和康复医疗模式。

运动疗法在我国有着悠久的历史，国际上公认我国是世界上最早应用运动疗法的国家之一。最早的文字记载见于《黄帝内经》，书中有多处对运动疗法的进行论述。三国时期的著名医师华佗，对运动疗法尤为重视，他创造了五禽戏体操。在隋唐时期巢元方所著的《诸病源候论》书中提及的八段锦、易筋经和太极拳等运动疗法的重要手段和方法，流传至今而不衰。运动疗法在 16 世纪开始进入较系统的阶段，17 世纪开始强调运动对长寿的作用，19 世纪助力运动、向心性收缩和离心性收缩运动、脊柱矫形运动得到提倡和发展，20 世纪物理疗法和运动疗法分别开始了专业化发展，代表物理治疗趋势的当今物理治疗（理疗和运动疗法）已成为康复医学的支柱技术。随着社会现代化与老龄化进程的加速，人们日常的运动量越来越少，因运动量不足而导致的骨质疏松有上升的趋势，尤其老年人表现得更加突出。运动疗法在骨质疏松症的预防、治疗和康复过程中均可发挥积极明显的作用，有着特殊、独到的疗效。并且运动疗法还具有简便性、易行性、经济性、安全性等优越特点，因此，目前运动疗法已成为防治骨质疏松症的基本疗法之一。

一、运动疗法的作用

运动疗法已经成为非常大众化的锻炼方式，也成为非常系统化的医疗技术手段。运动疗法的作用基础是运动训练适应理论，即通过反复进行的躯体活动，逐步产生身体适应性改变，包括生理适应（组织／系统／神经）、代谢适应（能量／内分泌）和精神心理适应。这些适应性改变的根本价值是增加了生理功能储备，从而使患者可以改善躯体和心理功能，达到功能康复的目的。运动疗法对人体的治疗作用，有其生理基础。通过运动，可以产生急性、短暂的作用，但更重要的是其慢性、长期的训练效应。这又不完全等同于体育运动对健康人的影响，因为在不同程度的病理状态下，其反应不仅有量的差异，也可能有质的不同。现按不同系统器官，分述如下：

（一）对运动系统的作用

1. 对骨骼肌的作用

骨骼肌是人体内最多的组织，约占体重的 40%。在运动过程中，骨骼肌收缩是人体运动的动力，人体各种形式的运动，主要依靠骨骼肌收缩活动来完成的。运动疗法能使肌肉内的血流量增加，肌肉可获得更充分的营养和氧气，使代谢加快，从而使肌纤维变粗，且坚韧有力，肌肉储备的能量增加，能量利用率提高，肌肉收缩力量加大，增强维持肌张力的能力，不易疲劳等。

2. 对骨关节的作用

运动对维持骨量有重要的促进作用。骨密度是用单位面积或体积内的矿物质含量——"克"来表示，任何个体的骨密度是峰骨量和骨丢失量两者的综合。目前没有精确测定整体骨强度的检测仪器。通常用骨密度指标来代替，它反映了大约70%的骨强度。大量临床和实验研究表明生命的早期阶段，特别在青春发育期前后，是骨量发育的一个关键时期，在生长期进行体育锻炼，可通过运动对骨的适宜刺激，增加生长期骨量，为达到人一生中较高的骨量峰值提供基础骨量；骨量平衡值期的特点是骨骼生长处于相对平衡状态，骨密度也处于一生的高峰期，适度的运动与峰骨量呈正相关；人类约从40岁左右开始衰老，骨量逐渐下降，尤其是女性绝经后骨量出现快速下降，体育运动对衰老下降期骨密度的影响主要特点为运动对延缓骨量丢失的效应高于提高的效应，因此适宜的运动可以使人在青年时获得较高的峰骨量，并能有效地避免或减缓老年时期的骨量丢失，运动对保持骨一生的生理强度都具有重要意义，是防治骨质疏松症的基本方法之一。

运动对骨组织结构和生物力学性能的有良好的影响作用。骨组织内部结构、外部几何形状和力学性能是评价骨质量最有说服力的指标，坚持适量的运动能使骨组织保持正常的生理结构和外形，并维持良好的力学性能。章晓霜等提示去势运动大鼠比去势安静大鼠增加骨小梁面积和骨小梁数目而破骨细胞数目减少。冷文川等实验表明对卵巢切除后的大鼠实施跑台训练，运动可以提高其承载负荷能力。陈柏龄等认为去势雄性大鼠保持轻度承重运动比制动具有较高的载荷极限、强度极限、最大挠比度、弹性系数、韧性系数等。

运动对骨代谢亦有良性刺激作用。骨在整个生命过程中都具有新陈代谢的活性，骨代谢的过程往往能反映破骨细胞与成骨细胞的活动及骨基质、骨矿物质的变化，运动对骨的影响可通过骨代谢生化标志物的变化反映出来。张林等发现绝经后妇女在健身运动前后血液骨矿成分变化较为稳定。章明放等认为运动后大鼠血钙显著低于非运动组，而血磷、尿磷显著增加。吴坚等发现运动员的血钙、血磷、血钠、血镁的变化很小。血、尿骨矿物成分的测定虽然对骨矿代谢的研究有

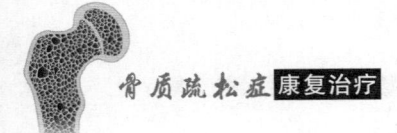

重要价值，但并非特异性指标，所受影响因素较多，从以上结果中我们很难得出运动对血、尿骨矿物成分影响的确切效应，这方面的研究仍在进行中。刘思金等进行了运动人群与非运动人群骨代谢生化指标比较，反映骨形成的血清碱性磷酸酶（ALP）水平运动人群明显高于非运动人群，而反映骨吸收的尿钙/肌酐（Ca/Cr）比值则明显降低。陈柏龄等证实血清碱性磷酸酶（ALP）在运动后显著增加，反映破骨细胞活性和骨吸收状态的血清酸性磷酸酶（ALP）和抗酒石酸性磷酸酶（TRAP）在运动后有明显降低，运动对骨形成生化标志物和骨吸收的生化标志物均有影响，表明运动能改善骨的新陈代谢活性，促进骨形成大于骨吸收。

运动同样对软骨起维持营养作用。已知软骨并无直接血管供应。其营养主要来自软骨下骨组织的血液、关节滑膜附着区血管及关节液。血液和关节液进入软骨主要依靠运动对软骨所产生的"挤压"效应，从而使之"吸入"软骨，营养软骨并排除代谢产物。同时运动还可以保持关节液的营养成分。若长期固定不动，即可引起关节囊挛缩、关节液变稀，其中长链的透明质酸和硫酸软骨素分子裂解，从而降低对软骨的营养，再加上缺少"挤压"常可以使软骨变薄破坏，最终使关节形态破坏，造成关节功能障碍。因此，运动对维护关节形态和功能的统一有其重要作用。适量运动可以加强关节周围肌肉力量，提高关节周围韧带、肌肉的伸展性，从而提高关节的灵活性，扩大关节运动的幅度，同时也加强了关节的稳定性。

（二）对心血管系统的影响

运动疗法可使心肌纤维增粗、心壁增厚、心脏重量增加；心肌收缩性增强，心肌耗氧量明显降低，具有较高的心肌耗氧效率和能量节省化能力；心肌 ATP 酶活性提高；左心室压力最大升降加快；对钙的摄取和释放速率加快；促进心肌的收缩和舒张，使每搏输出量增加。适量运动可使心肌糖原贮量和糖原分解酶活性增强，甘油三酯转化速度加快，线粒体氧化磷酸化和氧的摄取能力均提高。适量运动时冠状动脉的血流量成倍增加，改善了心肌营养与氧气供应，加强物质代谢。适量运动还可以增加动脉血管的弹性，有利于器官组织的供血和功能的提高。

（三）对呼吸系统的影响

运动疗法可以增加肺组织的弹性，增强呼吸肌的力量和耐力，使呼吸频率减慢，呼吸深度增加，肺通气和肺换气的效率提高，血红蛋白含量增高，组织的氧利用率提高，因而吸氧量也随之改善；可以使呼吸中枢的兴奋性提高，对膈肌的控制稳定，从而使呼吸运动的调节能力提高。

（四）对神经系统的影响

运动疗法可促进神经系统的生长发育，使脑的重量和皮层厚度都增加，大脑皮层表面积增大，加快脑细胞的新陈代谢，对提高脑细胞的功能、工作效率及对脑细胞功能的保护都有良好作用。运动疗法能使人体各部分之间的协调配合比平时更好，内脏系统活动能迅速动员，自主神经调节活动的均衡性加强。适量运动可使神经细胞工作强度、兴奋抑制转换的灵活性及均衡性得到提高。由于运动时减少了脑血流的阻力，因此可以有效地防止动脉硬化。经常参加适量运动的人记忆力与大脑工作的耐久力都比较强，反应快而敏锐，神经系统的分析、综合和控制能力较强，工作效率也得到了提高。

（五）对免疫系统的影响

适度运动可增强机体对运动应激的生理性适应，表现为机体免疫功能增强，不易感冒，抵抗病毒的能力增强。

（六）对消化系统的影响

适量运动可使胃肠蠕动加强，血液循环改善，消化液分泌增加，营养物质转化与吸收加快。适量运动时呼吸运动增强，膈肌活动范围加大，对腹壁胃肠起按摩作用，从而促进消化吸收。

二、运动疗法的原理

运动通过对骨的应力效应、激素和细胞调节因子效应、钙调节效应及其他效应，达到有效防治骨质疏松症目的。

（一）运动的应力效应

运动对骨会产生一定的应力，这种应力导致骨组织产生变形和微缺损，引起骨小管内液的流动，产生剪切应力和流动电压，作用于骨细胞突起表面的刷状微丝而使其产生电位变化或激活其表面感受器，进而使骨细胞内发生一连串的生物学反应，合成生物化学信号指令，通过间隙连接传递到骨表面的骨衬细胞，使其合成和分泌有关因子，进而激活骨建造或骨重建等骨生物调节机制，通过自我更新来修复缺损或通过自我调整来适应新的力学环境。从骨的功能适应性原理可知，正常限度内的应力刺激是骨正常发育的必要条件。骨由骨胶原和羟磷灰石等有机质及无机盐按大约 1:1 的比例构成，是具有结晶样重复结构的骨胶原，运动通过肌肉的活动对骨产生应力，骨骼应力的增加使骨产生负压电位，易结合阳

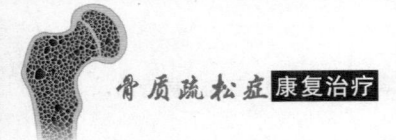

性钙离子，促进骨形成。

（二）运动的激素和细胞调节因子效应

多年临床及实验研究证实，目前发现可调控骨量的激素至少有 8 种，包括雌激素、甲状旁腺激素、降钙素、活性维生素 D、甲状腺素、雄激素、皮质类固醇激素、生长激素等，同时还有多种细胞因子，包括与骨形成有关的因子和与骨吸收有关的因子两大类。运动可导致骨形成相关调节激素和细胞调节因子浓度升高，或引起骨吸收相关调节激素和细胞调节因子浓度降低，从而影响骨代谢过程。运动训练可以提高雌激素及睾酮水平的报道较多。Guezennec 报道进行一般的娱乐活动 45min，血中的雌二醇即增加；Cuyton 报告健身跑 5min 之后，雌激素分泌增加；赵雪梅观察了 180 名更年期综合征女性实施 16 周有氧运动前后的雄性激素水平，提示有氧运动可明显提高更年期女性雌二醇、孕酮水平。有研究显示，系统参加太极拳活动多年的 60~90 岁的老人，血浆睾酮水平大于对照组不常活动的老人，而与健康成年男性相类似；Vogel 发现用脚踏车运动 45min 之后，血中的总睾酮及游离酮均增加。运动可以增加性激素水平，而性激素水平低下是引起骨质疏松症发生的一个重要原因，因此运动对于骨质疏松症有良好的防治作用。研究表明长期运动还可以降低胰岛素、甲状旁腺激素水平，能诱发促生长激素释放激素（GHRH），促进分泌生长激素（GH），并增加 IGF-1，从而达到改善骨代谢、增进骨健康的目的。

（三）运动的钙调节效应

钙是骨骼系统的重要营养元素，人体内 99% 以上的钙存在于骨骼。研究表明缺钙是导致骨质疏松症的主要原因之一。运动可促进钙的吸收、利用和在骨的沉积，对骨质疏松症有积极的防治作用。经常进行户外运动，可接受充足的阳光，使体内维生素 D 浓度增高，改善胃肠功能及钙、磷代谢，促进体内钙吸收。适宜运动可使机体食欲增强，促进胃肠蠕动，增进消化功能，提高钙等营养物质的吸收率，促进骨钙化。运动能增加骨皮质血流量，利于血钙向骨内输送和破骨细胞向成骨细胞转变，促进骨的形成。运动在增加骨质的同时，也增加对钙的需求量，即提高了需钙阈值。反之，由于长期不运动骨质对钙的需求量减少，大量的钙从尿中排出，从而降低了骨密度。研究指出大鼠以 60% 的最大摄氧量的强度运动 3~4 周时血钙明显降低，说明运动导致骨组织利用血钙增多。正常年轻人通过 6 周卧床，则尿液中钙的排泄量增多到正常人的 2 倍。Aloia 利用中子活动记录到运动后身体总钙增加。由于细胞钙的主要贮存是线粒体，Tate 实验表明运动后线粒体钙可提高132%，Duan也报告了运动后胞浆钙增加的现象。

（四）运动的其他效应

针对骨质疏松症所有措施的最终目的，就是要预防骨折，减少骨折发生率，维持较高的生活质量。运动能提高各器官系统的功能，促使全身新陈代谢旺盛，增加肌肉力量、改善身体灵敏性、协调性和平衡性，减少摔跌概率，有效减少骨质疏松引起骨折的危险性。有研究显示绝经后妇女的抗阻训练，能通过对骨质疏松所致骨折的多个危险因素进行控制，减少骨质疏松的危险性。疼痛是骨质疏松症最主要和最重要的主述特征，如何减轻腰背疼痛成了临床医生的首要任务，临床研究证实运用运动治疗骨质疏松症的腰背疼痛有良好的效果，这可能与运动能增加腰背部的血液供应，调节微循环，改善局部骨、肌肉组织结构，纠正不良的力学改变，促进体内镇痛物质如β–内啡肽等的释放有关。运动对保持骨骼及全身的健康十分重要，能减少骨质疏松的危害，缓解其证候表现，维持较高的生活质量，因而运动疗法对骨质疏松症的预防与治疗有重要的临床应用价值，是值得重视的骨质疏松症的防治方法。

三、运动疗法遵循的原则

（一）运动训练程序

1. 节奏

训练节奏是指训练过程的节律，可以分为持续性和间断性。持续性训练的优点是训练过程容易计划和操作，患者比较容易适应。间断性训练的优点是对于体力较好者可以进行更大强度的"冲击性"训练，而对于体力很差或病情严重者则可以通过间断期间，使患者得到休息，避免乳酸积累和过负荷。两种训练节奏可以结合，成为在扶植性训练中穿插间断的高强度活动。

2. 强度

训练强度是指训练过程中单位时间的运动负荷，是训练水平的标志。运动训练强度的基本分类是：①极量运动：指训练时采用训练者可承受的最高负荷，见于体格较强健者进行最大力量的训练，例如用于提高绝对肌力的最大等长收缩训练。②渐进抗阻运动：指在训练时逐渐增加运动负荷，或逐渐降低运动负荷的肌力训练。通常的方式是，测定可重复10次的最大收缩力，按照最大收缩力的50%、75%和100%的负荷递增，或者按照100%、75%、50%的强度递减。③靶强度运动：指按照患者的体力活动能力和器官／系统功能，确定特定的训

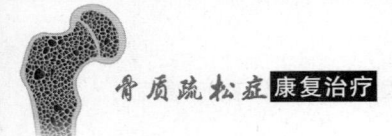

练目标强度（靶强度），一般为中等强度，以保证训练效果和安全性。④家庭运动：指患者在家、社区或工作环境可以进行的非监护性运动，一般为小强度，以保证安全性。

基本程度：①准备活动（热身活动），采用小强度活动，以使身体充分预热（warm up）。②训练活动，达到预定的目标强度，是保证训练效应最重要的部分。③结束活动（放松活动），采用小强度，以使身体逐步冷却（cool down）。

（二）运动训练原则

1. 因人而异

运动疗法和处方必须根据训练对象情况具体制订，不可千篇一律，简单复制。这是运动疗法最重要的原则。①病情和目标差异：病情严重者运动强度要低，运动中监护要加强，可以采用间断性训练。而病情较轻者运动强度可以较大，可以采用一般监护，或采用家庭训练。患者如果需要达到较高程度的功能恢复（参加较剧烈运动、恢复工作等），需要较大的运动强度和运动总量。而只期待恢复家庭活动者，可以采用较小强度运动，以及娱乐和放松性运动。②年龄和性别差异：儿童和老年人的运动强度一般较小，训练时间一般较短。女性训练时要考虑月经周期的影响。儿童、老年人和妇女都有一些特定的运动方式，例如儿童喜欢游戏、女性喜欢舞蹈、老年人喜欢门球等。③兴趣和文化差异：不同的个人兴趣是确定运动训练方式的基本前提。锻炼的合理方式应该是引起患者兴趣的方式。就有氧训练而言，有的人喜欢长距离行走，而有人喜欢采用有氧舞蹈。若同样选择放松性运动，有高等教育背景者往往喜欢采用仪器辅助的放松训练。④经济和环境差异：经济条件是选择运动器械和监护运动类型的重要因素。而运动疗法实施的环境条件也将是具体方法、强度、节奏选择的重要依据。

2. 循序渐进

运动疗法的难易程度、运动强度和问题都应该逐步增加，避免突然改变，以保证身体对运动负荷的逐步适应。①训练效应积累：运动训练的效应表达需要逐步积累，因此在短期内不一定能见到生理适应性改变，因而不能过快地增加运动负荷。②训练方法学习：运动锻炼的方法一般具有一定的技术要求，因此患者训练时需要有一个学习过程，其间运动负荷的强度和量需要较小，以逐步产生心理和生理性适应，避免额外负荷。③安全性建立：循序渐进是建立安全性最重要的措施之一。突然变化的运动负荷可以造成身体的过分应激，从而威胁患者的生理机能。

3. 持之以恒

①训练效应的维持与消退：1次足够强度的运动效应可维持2~3天，运动训练的效应明确显现一般需要2周训练的积累。而运动训练所积累的效应在停止训练后将逐渐消退。维持训练效应的唯一方式是持续进行运动训练。②行为模式价值：运动疗法是改变个人不良行为的重要方面。因此保持良好的运动锻炼习惯，是改变行为模式的重要基础。例如规律运动对戒烟的价值已经得到研究证实。③康复预防价值：运动锻炼是预防疾病的基本途径之一。例如有氧训练不仅用于冠心病的治疗，而且有助于预防冠心病再度发作。

4. 主动参与

运动时患者的主观能动性或主动参悟是运动疗法效果的关键。①运动中枢调控：大脑运动皮质在长期运动训练后，会发生功能性重塑或神经联络增强。例如长期进行特定的动作可以促进运动条件反射的形成，从而提高运动控制的效率，相对降低定量运动的能耗。②神经元募集：由于运动单元的募集是中枢神经功能的表现，患者的主动参与是保证高运动单元募集的前提。③心理参与：主动参与本身是心理状态的反映，也是改善心理功能的主动措施。

5. 全面锻炼

由于运动疗法的特性，不可能用一种方式涵盖所有的锻炼目标，因此需要强调全面锻炼的原则。①功能障碍的多维性：功能障碍多数是综合性、联合性的。例如心衰患者不仅心功能减退，还有肌肉、骨关节和心理等方面的异常。运动锻炼的方法和目标不仅要考虑心功能，也要兼顾其他系统功能。②功能恢复的多渠道：康复治疗的基本途径包括改善、代偿、替代，因此运动疗法也表现为同样的特征。③锻炼手段的多样性：运动疗法有多种方式，在训练时综合应用有利于提高训练效果，也有利于提高训练兴趣。

6. 应用时机

运动疗法可以应用于疾病的各个阶段。①早期：疾病早期的运动主要是被动活动和适量的主动活动，对于强度、时间和总量均没有特殊的要求。②恢复期：运动训练强度可以逐步增加，并可以制订整体训练计划。③后期和维持期：患者的病情完全稳定，需要根据患者功能恢复的目标，制订完整的运动锻炼方案。

四、运动疗法的基本方式

运动疗法的基本方式包括主动运动、被动运动、神经—肌肉促进技术及综合

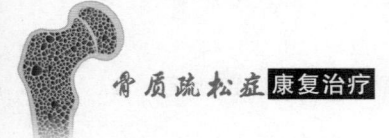

运动。

（一）主动运动

主动运动指由患者主动参与或肌肉积极主动收缩的运动锻炼。这是运动疗法的主导方式，是康复治疗的基础内容。主动运动方式主要包括：

1. 力量训练

以增强肌肉绝对收缩力量为主要目标的运动锻炼方法，适用于各种肌肉减退者改善肌肉功能，也应用于各种因为制动所导致的肌肉失健的防治。力量训练可以采用开链运动或闭链运动。力量训练可以采用动态的动作，即动力性运动，也可以采用静态的动作，即静力性运动。在肌肉力量不足以产生显著运动时，也可以采用施加辅助力量的方式进行助力运动。骨质疏松患者采用此运动疗法，应注意力量负荷的选择，避免运动伤害的发生。我们推荐骨质疏松患者进行以较轻承重为主的综合运动方案，可增强附着骨骼上的肌肉群。患者做变换坐、起的动作，可影响骨表面曲度所施加的负荷，它与骨的重建有关。力量训练能刺激成骨细胞活性，增强骨质疏松骨骼承受应激的能力。当然这些运动要根据个体潜在能力，应从最小负荷开始并逐渐增加，以使患者有足够的时间来适应。背肌肌力训练有助于支持脊柱和防止脊柱椎体楔形改变，从而预防和矫正骨质疏松患者脊柱后凸畸形和减轻疼痛的症状。

2. 肌肉耐力训练

耐力分为肌肉耐力和全身耐力两类。肌肉耐力是指肌肉重复收缩（重复次数）或持续收缩（持续时间）的总运动负荷。肌肉耐力训练指以小重量、多次重复为主要特征，以提高肌肉持续运动能力为目标的肌肉锻炼方法。肌肉耐力训练是骨质疏松患者常用的运动疗法方式。

3. 全身耐力训练

全身耐力是指全身运动的总运动负荷。全身耐力与心肺功能密切相关。由于此类锻炼时的能量来源以有氧代谢供应为主，同时锻炼的目标是提高有氧运动能力，因此又称为有氧训练。有氧训练的特征是大肌肉群节律性和动力性运动、采用中等或较小强度、持续较长时间（15~40min），作为基础运动疗法方式，广泛应用于骨质疏松患者以提高其整体机能。

4. 平衡运动训练

指促进身体平衡功能的运动锻炼，包括薄弱肌肉的专项训练、薄弱肢体的闭链运动训练、躯体控制力练习、平衡器官训练、步行训练。骨质疏松患者使用此运动疗法方式主要是为达到防摔倒的目的，从而有效预防骨折的发生。

5. 协调运动训练

指促进身体协调能力的运动锻炼，包括上下肢协调、左右侧协调、速度协调、位相协调，例如肢体协调性活动训练、步态训练等，骨质疏松患者一般将协调运动训练和平衡运动训练配合使用，以达到更好的防摔倒目的。平衡和灵活性训练是预防跌倒的重要运动方式，如体操、舞蹈、太极拳等。文献报道进行太极拳运动大约减少 47% 的跌倒发生率，尤其防止髋部骨折的发生率约为 25%。对于骨密度明显降低，而且肌肉无力和有平衡障碍的患者，运动训练加强协调和平衡能力，使其骨密度升高和肌力增强，可预防跌倒。

（二）被动运动

指由他人或器械对患者的肢体施加动力，引起关节活动、肌肉和肌腱牵张、韧带和关节囊牵张等；在广义上也包括各种手法治疗。被动运动用于患者不能主动活动时保持关节活动，维持肢体活动范围；牵伸肌肉、肌腱和韧带，以防治挛缩；保持或改善肢体血液循环，促进静脉回流等。骨质疏松患者在采用此运动疗法时应注意施力强度、方向及范围，避免造成骨折。

1. 关节活动训练

指针对关节活动范围的维持或恢复的运动训练，用于各种关节功能障碍的防治。

2. 手法治疗

泛指各种治疗者给患者施加外力的治疗，例如推拿、按摩、关节松动手法等。用于肌肉和软组织非特异性炎症或代谢障碍、骨关节疾病等。

3. 牵引

指通过外力或重力，对患者的躯体施加两个相反方向力，以造成关节间隙增大，组织放松的结果。例如颈椎牵引、腰椎牵引和关节功能牵引等。

4. 牵张

指对肌肉和韧带进行的牵伸性活动。一方面可用于提高肌肉收缩效率，另一方面可用于防治肌肉和肌腱的挛缩。

5. 压力

指对躯体施加压力的治疗方法。压力治疗有两个相反的方向。一方面可以对肢体施加正压，缓慢的深压力用于缓解疼挛；浅或快速的压力引起神经肌肉兴奋，重力或牵拉力促进骨质代谢以防治骨质疏松。肢体压力也用于治疗静脉曲

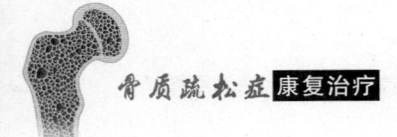

张、防治皮肤瘢痕等。另一方面可以施加负压，以造成肢体血管扩张、改善组织代谢等。

（三）神经—肌肉促进技术

指以姿势反射、神经反射、各种感受器、中枢神经重塑等生理活动为基础，促进瘫痪肌肉功能恢复的锻炼方法。通常以创立者的姓名命名，包括 Bobath 技术，Brunnstrom 技术，Rood 技术和 Knott–Voss 技术（又称为本体促进技术，PNF 技术）。近年来开展的神经运动再学习也属于此类。骨质疏松患者常采用此运动疗法来增强肌肉功能，通过肌肉效应达到减少骨量丢失、防治骨质疏松效果。

（四）综合运动

指全身多部位、多肌群的活动，例如闭链运动、上下肢联合运动、划船器运动等。综合运动具有全身性调节作用，是骨质疏松患者常用的运动疗法方式。防治骨质疏松症的运动疗法要选择主要能针对骨健康的运动方式，同时应充分考虑到骨质疏松症的患者多为老年人，所以运动疗法一定要适应老年人的生理变化。进入老年阶段，人体在生理生化上、组织形态等方面出现了退行性变化，表现为人体各脏器功能的贮备能力减少，抵抗力低，体力下降，适应能力减弱，并有较大的个体差异。综合运动有助于患者整个身体功能的提高，达到有效防治疾病的目的。

1. 医疗体操

指有针对性的体操活动，包括中国传统形式的拳、功、操，对骨关节、韧带、肌肉、心肺功能等具有积极的作用。医疗体操由于具有较好的安全性、针对性、有效性及可行性被广泛应用于骨质疏松防治。

2. 水中运动

指利用水的浮力，使患者可以在身体负重降低的情况下，进行在陆地上无法完成的肢体活动训练和平衡训练，例如水中步行、医疗体操，也可用水的阻力进行肌力训练等。水温较高时有利于缓解肌肉痉挛。常用于骨质疏松并发严重骨关节疾病患者。

3. 放松运动

放松运动包括两种基本类别。一是采用静默、意守、生物反馈等方式，逐步使靶肌肉放松。另一途径是先使靶肌肉进行过强的收缩，然后通过负反馈机制，形成放松。用于情绪紧张、肌肉兴奋性过高或痉挛等患者。骨质疏松患者可以用此运动疗法来缓解疼痛症状。

4. 娱乐运动

指有医疗针对性的球类运动等各种娱乐性活动。最常见的包括乒乓球、羽毛球、门球等，但不包括激烈对抗竞争的运动。娱乐性活动具有较高的娱乐性，便于骨质疏松患者将此法作为辅助运动疗法方式。

5. 特定运动

包括转移、步态、起居活动等。特定运动适合严重骨质疏松患者，运动时应加强运动医务监督。

五、运动处方组成及运动处方实施中的医务监督

体育运动是提高、保持骨矿密度并维持骨结构的重要非药物疗法之一。但是，并非所有的运动方式均能奏效，适宜的运动类型、强度、频率及持续时间的处方是不可或缺的。为了保护骨骼的健康，应提倡普通女性在其一生中持之以恒地进行体育运动和锻炼。与不大活动或较多身体活动的女性相比，运动员的骨矿密度更高。在高中就参加体育运动者的骨矿密度更高。体操、橄榄球及排球等冲击性负荷较多的运动，比自行车、划船及游泳这些不含冲击性载荷的运动，会产生更强的整体成骨效应。即便是老年人，适度的冲击性运动也有助于保持骨骼结实。太极拳是一项颇适合老年骨质疏松患者的低至中等强度的运动方式。与其他项目的运动员相比，赛跑、游泳及潜水运动员会出现特定部位的骨密度减低。在围绝经期前从事赛跑可能有助于提高髋部的骨矿密度，而在围绝经期继续进行赛跑并不能预防此时出现的髋部骨密度下降。相反，赛跑对围绝经期腰椎的骨密度影响很小。运动疗法必须根据女选手骨骼健康，权衡其体重及运动类型。同时参与运动对骨量的促进作用可因营养及激素状况而削弱。缺锌可使内源性肝素合成增强而引起肥大细胞脱颗粒及内源性肝素释放增多，并提高前列腺素 E_2 的骨吸收效应。内源性肝素和前列腺 E_2 很可能是甲状旁腺激素的协同因子，在老年性骨质疏松症的发病机制中具有增强甲状旁腺激素的作用。因此，骨质疏松患者在进行运动疗法时应配合营养疗法。

（一）运动处方的组成

1. 运动目的

中老年人通过科学合理的运动，减缓骨量的丢失，延缓原发性骨质疏松症的发生，达到强身健体的作用；避免原发性骨质疏松症导致骨折等系列并发症的发

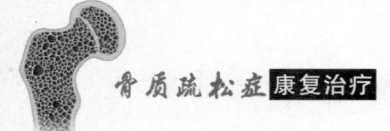

生，改善生活质量。①运动通过肌肉收缩产生的张力和机械应力作用在骨骼上，促进骨形成和防止骨丢失。②运动训练增强背肌肌力，有助于支持脊柱和防止椎体楔形改变或脊柱后凸畸形。③运动提高机体灵活性和平衡能力，防止因跌倒引起的骨折。④适当的规律运动可减轻背痛的症状。

2. 运动对象

骨质疏松症曾被看成是妇女增龄过程中发生的疾病，但实际上骨质疏松症会发生在任何年龄和任何性别。随着这一疾病的病因、诊断和治疗的科学认识日益加深，骨质疏松症已经在很大程度上可以得到预防，运动是一种积极有效的方法，经常从事体育锻炼有利于各年龄人群的骨健康。但运动作为防治骨质疏松的一种手段，具有适应证和禁忌证。对于重度骨质疏松症患者来说，骨量已经非常低下，骨的细微结构已有显著变化，具有明显的骨折倾向，则不宜使用运动疗法，至少不能单独使用运动疗法。应该指出骨质疏松症患者合并有如发热、全身状况严重、脏器功能丧失代偿期；疾病的急性或亚急性阶段；运动过程可能会发生严重合并症，如动脉瘤、血管和神经干附近有金属异物等；癌症有明显转移倾向时等其他医疗体育的禁忌证，应遵循原则，不采用运动疗法。

3. 运动时间

运动对于骨骼健康的特殊影响已得到了临床试验和观察研究的证实。有证据表明参加体育活动早，有可能获得的骨峰值越高，任何时候开始运动对维持一定的骨量有积极的作用。运动对骨的良好效应是可逆转的，因此要维持较高的骨量或延缓骨量的丢失，必须要持之以恒地长期进行体育锻炼，通过运动对骨进行保健是人一生都必须重视的问题。有研究表明每次运动时间过长并不利于骨健康，桐山健等指出长距离运动员的腰椎 BMD 低于非运动群。出现这种现象的原因可能是长时间的耐力运动使下丘脑—垂体—性腺轴功能受到干扰，导致性激素水平低下或缺乏，引起成骨细胞和破骨细胞活性平衡失调，骨吸收大于骨形成。所以健骨运动疗法每次运动时间一般控制在 30~60min。运动时间带最好选择在下午实施比较安全有效。因为时间生物学认为人体运动工作能力的近似昼夜节律的峰相位，绝大多数是在 15:00~18:00，选择下午的运动高峰期进行健骨运动，还可以尽量避免早晨时中老年人血浓度和血黏度较高，容易引发心脑血管疾病的危险。

4. 运动频率

研究表明同样强度下，每周 6 次的健骨运动效果要好于每周 3 次的运动，即高频率的运动效果较好，因此，推荐每周运动频率 3~6 次。锻炼频率主要根据个体的主观感觉而定，以次日不感疲劳为度，锻炼次数太少则效果不佳，而次数太多则会产生疲劳。

5. 运动方式

不同的运动项目对骨的刺激作用不同，因此骨密度亦呈现不同的变化特点。综合研究文献，发现主要有如下规律：大负重、爆发力的运动对骨的应力刺激作用大于耐力运动，在维持和提高 BMD 上有优势。但是，如果单纯以大负重、爆发力的方式进行训练，对受试者特别是老年人的循环系统较为不利。因此，美国运动医学会所推荐的骨质疏松症预防运动方案是：力量训练、健身跑和行走。运动对健骨效应是具有部位特异性，这些部位也就是参与活动的工作肌和其附着的骨骼，在选择运动方式时应兼顾全身骨骼、肌肉、内脏情况使机体各部位受到均衡有效的良性运动刺激，单一的上肢、下肢、躯干运动方式不太适宜，应进行综合运动练习。一般是在对内脏功能有帮助的有氧训练的基础上，有选择、有重点地进行骨质疏松好发部位适宜的负重练习。近 10 年来对包括老年人在内的非运动人群进行渐进抗阻训练是较新的趋向，渐进抗阻运动对身体功能要求不高，但对骨密度正性作用很大，因此渐进抗阻训练的临床应用价值很高，适合大范围人群的骨质疏松的预防与治疗，虚弱的老年人也能从中获得益处。

6. 运动强度

运动强度刺激有一个阈值，在该阈值下运动，运动强度增大，骨密度提高；超过该阈值，刺激强度增大，骨密度不再随之增长，甚至产生疲劳性骨折，而且每个人的循环、呼吸等系统承受力有限。章晓霜等实验结果提示：中等强度运动可以在一定程度上抑制去卵巢后的高转换型骨代谢，能明显减轻骨质疏松的程度，而大强度运动没有该抑制作用，对改善骨质疏松的程度无作用。王人卫等也指出中长期的大运动可导致骨量减少。所以一般采用的中等运动强度，设置为本人最高心率的 60%~80%，最大心率 = 220- 年龄。

7. 骨质疏松症患者运动注意事项

（1）进行运动疗法之前，必须进行体格检查，明确有无医疗体育禁忌证，是否适宜参加体疗锻炼，根据体格检查结果制订相应的运动疗法方案。

（2）运动要循序渐进地实施，运动量应由小到大，运动技术要由简单到复杂，由易到难，人体对运动有一个逐渐适应的过程，若感到不适立即调整。

（3）运动既要有重点又要全面地进行，使运动既有利于维持和增进骨健康，

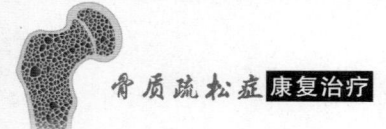

又能促进各器官系统的功能及各项身体素质得到发展

（4）依据运动对骨的刺激作用特点，健骨运动应尽早进行，以期获得较高的骨峰值，并且必须持之以恒长期坚持进行，才能达到维持较高的骨量或延缓骨量丢失的目的。

（5）运动前必须做好准备活动，运动后要做好整理运动，以便机体能更快适应运动，及时消除疲劳。

（6）掌握好呼吸和动作节奏，呼吸要自然充分，不要憋气。不要过分低头甩头，动作幅度不宜过大，发力不能过猛，频率不能太快，运动过程中要掌握好身体重心，防止失重跌倒。

（7）运动时最好有音乐伴奏，调节情绪，提高兴趣。可选择进行曲或节奏明快轻松悦耳的乐曲，起到健身自娱的功效。

（8）引起骨质疏松症的病因是多方面的，其治疗也应采用多方法综合治疗方案，尤其对于继发性骨质疏松症和较为严重的原发性骨质疏松症必须在坚持药物、营养等病因治疗、对症治疗和辅助治疗的前提下进行运动疗法。

（9）骨质疏松症患者不宜进行强度负荷大、对抗性或技巧性强的运动，避免发生运动性伤病。在进行运动疗法时必须加强医务监督，以免运动不当，造成骨折等其他疾患。

（二）运动处方实施中的医务监督

1. 运动量的监测

骨质疏松症患者参加运动，按运动处方进行锻炼，可采用观察主观感觉和客观检查的方法监测运动量是否适合。

（1）主观感觉。

包括运动前、运动中、运动后的自我感觉。若运动中出现身体发热出汗，轻度疲乏，肌肉有酸胀感，但休息后次日能恢复，精神愉快，精力充沛，食欲和睡眠正常等为运动强度适宜；运动时出虚汗、胸闷气喘，非常疲劳不想再练，食欲不振，睡眠失常等表明运动量过大；若运动时脉搏变化不大，身体没有发热，表明运动量明显不足。

（2）客观检查。

客观检查主要包括心率、呼吸频率、体重及其他指标。

①心率：运动后次日晨脉 1min 不超过 3 次变动，可判定头天运动量较为适合，当超过 3 次的变化范围，又无影响心率变化的其他因素，则可认为头天的运

动量过大；运动后的脉搏较运动前增加不超过 30 次 /min 为宜。

②呼吸频率：运动后呼吸次数比运动前增加 5~10 次 /min，则为运动量合适，增加过多则运动量过大，无增加则运动量不够。

③体重：在锻炼的最初阶段，体重呈下降趋势，4 周后开始回升，然后稳定在一定水平，如果运动次日晨起体重有所下降（超过 0.5kg），则提示头一天的运动量较大，身体功能未恢复，当体重出现渐进性下降时，说明运动量过大或提示患有某种慢性消耗性疾病。如果体重持续上升，则表明运动负荷过低，消耗过少，运动量不够。

④其他指标：运动强度合适还表现为清晨血压比较稳定为宜，心血管功能检查、血液、尿液常规指标等无异常改变。

2. 运动能力的评价

运动疗法具有很强的科学与技术性。为了减少因盲目训练而导致的并发症，开骨质疏松的运动处方时，首先要判定骨质疏松的程度，测定骨盐浓度和是否具有运动障碍及障碍程度。然后与患者共同研究，提出通过训练可能达到的标准和合理的方案。由于骨质疏松大多是高龄者，所以评价不仅要测量骨盐浓度，拍摄脊柱、胸部 X 线片，而且要对四肢关节特别是髋关节、膝关节、心肺功能等进行全面检查，条件允许的还可做动态心电图和呼吸功能检查，并且根据患者的全身情况设计运动负荷。就我国目前康复发展状况来看，可以用下列方法进行评价。

（1）简化的评价方法：通常采用安全、简便的列线图解法。

①心功能的评价方法。主要根据下表的数据及公式控制训练强度：训练时的心率＝训练开始时的心率＋（平均最高心率–训练时的心率）×70%。

②呼吸功能状况的评价。肺活量测定法：患者深吸气后，用力将气吹入肺量筒内。可重复数次，取其最高值。标准肺活量推算法：求标准肺活量可用 Baldwin 公式推算。

男性＝［27.63–（0.112×年龄）］×身高（cm）。

女性＝［27.78–（0.101×年龄）］×身高（cm）。

（2）专业的评价方法。

①活动地板试验。

患者应先充分进行定向和准备动作。老年人宜用恒定速度测验活动地板，逐步增加做功的等级。活动地板的常用速度是 1.7~3.5mph（1mph=1.609 344km/h），

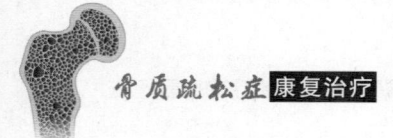

体弱或病重的人可减速。每一阶段的活动时间至少 2~3min 以达到稳定状态。

②脚踏车测力计运动试验。

也用于老年人。试验人的体重由车座支持，手把可稳定身体。这种试验更适合用于关节运动障碍、行走困难、视觉不良或末梢循环差的患者。

（3）宫下氏"骨应激指数"。

即假设每一个动作中骨所受的力是由每个动作中所受来自地面反作用力的垂直方向的大小来决定，用踏步计来计量步数，用下列公式来测定运动中骨所受的机械应激（骨应激指数）。骨应激指数＝每 1 次运动中地面的反作用力 × 步数。其中，每一步最大地面反作用力为 107.4m/s，为体重的 1.2 倍。

3. 评价过程中应该注意的问题

（1）由于慢性残疾的患者很多，应事先了解病情，避免加重原来的病情。

（2）应该了解老年人的用药情况，注意用药与锻炼方案可能相互影响，如利尿药可引起低血钾、心律失常、横纹肌溶解及体液丢失，从而摔倒或晕厥等。

（3）饮食情况。饮食充足可补充运动过程中的能量消耗，并且可使骨骼的钙质充分增加。

（4）检查感觉减退和肌肉骨骼异常的情况，并检查心血管病以防止摔倒。

六、具体运动治疗方式

（一）一般运动治疗方式

在儿童时期进行的高冲击性和抗阻力运动是决定未来峰值骨量及骨密度的重要因素。在青少年及成年阶段持续进行运动则对保持骨量与骨密度十分必要。而一生中随后的运动锻炼则应着眼于平衡训练与肌力强化以减少跌倒的风险。众所周知，运动疗法有提高持久性的耗氧运动和对身体应激很大的无氧运动两类，为维持、增加骨密度在体育项目中发挥这两方面的优点。目前认为，最适宜的体育锻炼是大量肌群的规律运动，主要方法如下：

1. 耐力训练

（1）步行训练。

步行是一种简单而实用的运动项目，日本的佐藤哲认为步行能有效维持脊柱及四肢的骨盐含量，每日步行少于 5 000 步则骨量下降，多于 10 000 步骨量增加不明显，而两者之间成明显的相关性。建议骨质疏松症患者每日步行 5 000~10 000 步为宜（约 2~3km）。

（2）慢跑。

慢跑是一项非常有益于骨质疏松症的运动。慢跑能有对骨骼产生有效应力刺激，增加或维持骨成分，防止骨量过多丢失，同时增加肌肉力量，可间接刺激骨骼，同时能较好地防止骨质疏松引起的骨折。慢跑速度掌握在 100~120m/min 为宜，每次慢跑时间 20min 左右，每日跑步量控制在 2 000~5 000m。

（3）骑自行车。

骑自行车是一种眼、手、身、腿并用的全身性运动，对于维持、提高骨密度及增强身体平衡能力都有一定好处，能有效防止骨质疏松、减少跌倒概率。骑车运动应采用以 15km/h 左右的速度，每次锻炼 30min 左右为宜。

（4）游泳。

虽然水的浮力作用减少了对骨的外加压力，对提高骨密度的效果并不明显，但游泳可有效增进心肺功能，提高机体调节体温的能力，增强肌肉，灵活关节，对维持骨健康也有一定功效。游泳姿势不限制，每次时间不宜过长，速度不宜过快，一般每日锻炼 1 次，游程以不超过 500m 为宜。

另外，跳舞、登山、扭秧歌、爬楼梯、门球等，对老年人来说也是较好的运动。

2. 肌力训练

（1）握力训练。

每日坚持握力训练 30min 以上，能防治桡骨远端、肱骨近端骨质疏松，适用于中老年骨质疏松症患者。

（2）俯卧撑运动。

每日 1 次，尽量多做，每次所做次数不得少于前一次。本运动能防治股骨近端、肱骨近端、桡骨远端的骨质疏松，适合中青年患者。

（3）背包疗法。

这是一种背负背包而行走的运动疗法，以两肩的带子和背包底部的三点为支撑，能够使弯曲的背部矫正过来，减轻腰背疼痛、有效维持骨量。背包重量应根据体力的情况，一般从 1kg 开始，逐渐增加重量，每次步行 30min，每周最少 2 次。要求行走时尽量注意放松伸展膝盖，脚后跟着地。

（4）伸展或等长运动。

本运动的最大作用是增加肌力和耐力，从而使相关部位的应力负荷增加，血液循环改善，骨密度增加。常用的方法有上肢外展等长收缩，每日 1~2 次，用于

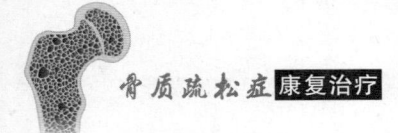

防治肱桡骨骨质疏松。下肢的等长收缩，每日1次，用于防治股骨近端的骨质疏松。躯干伸肌过伸等长运动训练，可在站位或卧位下进行躯干伸肌群、臀大肌与腰部伸肌群的肌力增强运动，每周3次，每次10~30min，主要防治脊柱骨质疏松。对重度骨质疏松症患者，为避免引起疼痛，可坐位进行训练。同时，要少做屈曲和等张运动，特别是对脊柱骨质疏松性骨折的患者更为重要。

3. 日常静力性体位训练

由于重力（引力）和耐力的双重原因，会加重坐、立、卧等姿势不正确时的骨质疏松症的症状，因此要对骨质疏松症患者进行日常生活的静力性体位的训练，增加腹压，吸气时扩胸伸背，接着收颏和向前压肩，或背靠椅坐直；卧位时应平仰，低枕，尽量使背部伸直，坚持睡硬板床。运动的持续时间、频度、强度等要因人而异，一般以能够耐受、不出现疲劳为准。

4. 医疗体操

GOODMANN练习法：这套动作分仰卧位和立坐位两部分。仰卧位每日做2次，每次各动作完成5~10次。立坐位训练每日做数次。具体方法如下：

（1）仰卧位。

第一节：患者取仰卧位，上肢上举，置于头部两侧，尽力将上肢向上，下肢向下做伸展动作，同时腹部回收，背肌用力伸展。

第二节：双下肢屈曲，背肌伸展，一侧上肢摆动至与躯干呈垂直的位置然后向床面方向用力按压。

第三节：双手抱膝，背肌伸展，双腿靠近胸部。

第四节：仰卧位，双下肢屈曲，肩关节外展90°，肘关节屈曲90°，用上臂向床面用力按压。

第五节：仰卧位，背肌伸展，做一侧膝关节的屈伸动作。

第六节：仰卧位，背肌、腹肌、大腿肌肉收缩，背肌伸展。两手、两膝用力向床面按压。

（2）立坐位。

第一节：患者背部靠墙呈立位，上肢上举，尽力做背伸动作。

第二节：面对墙呈立位，双脚前后略分开。双侧上肢平举与肩同高，背肌伸展，上肢用力推墙。

第三节：双手扶木椅靠背，上身保持正直，背肌伸展，完成膝关节轻度屈曲动作。

第四节：维持上身垂直的坐位姿势。

5. 传统功法

作为一项医疗保健运动，传统功法一直受到广大群众的青睐，如太极拳、易筋经、八段锦、五禽戏等。其中，太极拳和易筋经流传较广，下面对此略作介绍。

（1）太极拳。

定义：太极拳以"太极"为名，以我国古代《易经》哲理为指导思想，即以"太极"哲理为依据，以太极图形组编动作的一种拳法。

功用：太极拳有养神、益气、固肾、健脾、通经脉、行气血、利关节的效用，可治疗神经、循环、呼吸、消化系统及关节、肢体等多种疾病，对年老体弱患者的康复，尤其适宜。

要领：①神静。排除思想杂念，使头脑静下来，全神贯注，用意念指导动作，神静则血气流通。②含胸拔背，气沉丹田。含胸，即胸略内涵而挺直；拔背，即指脊背的伸展，能含胸则自能拔背，使气沉于丹田。③体松。身体宜放松，不得紧张，故上要沉肩坠肘，下要松腰松胯。肩松下垂即是沉肩，肘松下坠即是坠肘；腰胯要松，不宜僵直板滞，以使气血周流。④全身协调，浑然一体。太极拳要求根在于脚，发于腿，主宰于腰，形于手指。只有手、足、腰协调一致，浑然一体，方可上下相随，流畅自然。外动于形，内动于气，神为主帅，身为躯使，内外相合，则能达到意到、形到、气到的效果。⑤以腰为轴。太极拳中，腰是各种动作的中轴，宜始终保持中立直立，虚实变化皆由腰转动，故腰宜松，宜正直。腰松则两腿有力，正直则重心稳固。⑥连绵自如。太极拳动作要轻柔自然，连绵不断，不得用僵硬之拙劲，用意不用力。动作连绵，则气流通畅；轻柔自然，则意气相合，百脉周流。⑦呼吸均匀。太极拳要求意、气、形的统一协调。一般说来，吸气时，动作为合，呼气时，动作为开。呼吸均匀，气沉丹田，则无血脉逆胀之弊。

常见太极拳有陈氏、杨氏两种，国家体委编排的简化太极拳二十四式就很适合老年人练习。

（2）易筋经。

定义：易筋经是一种动则全身用力，静则全身放松，配合呼吸的动静结合，松紧结合的锻炼方法。

功用：对于年老体弱者来讲，练此功可以防止老年性肌萎缩，促进血液循

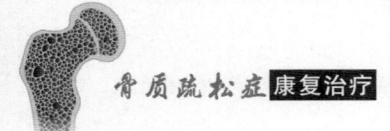

环，调整全身的营养和吸收，对慢性疾病的恢复及延缓衰老都很有益处。

要领：①以意领气，意守丹田。②做到松静、自然、舒适。③锻炼应循序渐进，持之以恒。④练功的时间、次数、姿势的选择及动作的强度等要因人、因时、因地而异，一般以练功后微出汗为宜。⑤衣服要宽松适度，以免妨碍锻炼和出汗着凉。

易筋经整套功法有十二势，均为立式动作，各有歌诀说明，其名称歌诀如下：①韦驮献杵第一势。立身期正直，环拱手当胸，气定神皆敛，心澄貌亦恭。②韦驮献杵第二势。足趾挂地，两手平开，心平气静，目瞪口呆。③韦驮献杵第三势。掌托天门目上观，足尖着地立身端，力周腿胁浑如植，咬紧牙关不放宽，舌可生津将腭抵，鼻能调息觉心安，两拳缓缓收回去，用力还将挟重看。④摘星换斗势。只手擎天并覆头，更从掌内注双眸，鼻端吸气频调息，用力收回左右眸。⑤倒拽九牛尾势。两腿后伸前屈，小腹运气空松，用力在于两膀，观拳须注双瞳。⑥出爪亮翅势。挺身兼怒目，推手向当前，用力收回处，功须七次全。⑦九鬼拔马刀势。侧首弯肱，抱顶及颈，自头收回，弗嫌力猛，左右相轮，身直气静。⑧三盘落地势。上腭坚撑舌，张眸意注牙，足开蹲似踞，手按猛如拿，两掌翻齐起，千斤重有加，瞪睛兼闭口，起立足无斜。⑨青龙探爪势。青龙探爪，左从右出，修士效之，掌平气实，力周肩背，围收过膝，两目注平，息调心谧。⑩饿虎扑食势。两足分蹲身似倾，屈伸左右腿相更，昂头胸作探前势，偃背腰还似砥平，鼻息调元均出入，指尖着地赖支撑，降龙伏虎神仙事，学得真形也卫生。⑪打躬势。两手齐持脑，垂腰至膝间，头唯探胯下，口更啮牙关，掩耳聪教塞，调元气自闲，舌尖还抵腭，力在肘双弯。⑫掉尾势（工尾势）。膝直膀伸，推手至地，瞪目昂首，凝神一志，起而顿足，二十一次，左右伸肱，以七为志，更作坐功，盘膝垂眦，口注于心，息调于鼻，定静乃起，厥功准备。

（二）分组运动治疗方式

运动方案是骨质疏松症治疗的重要组成部分，应根据患者的骨质疏松程度和引起骨折的情况划分治疗组，以女性为例，依据骨量丢失的多少，将1组（BMD ≥ M-1SD）、2组［M-1SD ＞ BMD ≥ M-2.5SD 和（或）1处由骨质疏松引起骨折］、3组［BMD ＜ M-2.5 和（或）2处由骨质疏松引起的骨折］，针对不同分组设计运动疗法方案。在骨质疏松性脊柱或髋部骨折发生后，早期活动和多科学的康复计划对于恢复到骨折前的活动能力至关重要。

1. 第 1 组运动疗法

（1）坐位的背肌伸展运动：①屈肘双手托于后头，缓缓两臂外展，逐渐增加持续时间。②缓缓恢复原位。③双臂屈肘平放胸前，两肩缓缓后伸，逐渐增加持续时间，然后缓缓恢复原位。重复 15 次。

（2）俯卧位的肌力练习：①双膝跪地，两臂向前撑地，尽力后伸背练腰肌。②右膝跪地，两臂撑地使上体伸平，左腿向后上方抬举，练背、腰肌。左右交换重复练习。③腹下垫枕仰卧，四肢后伸。④头、前胸和双脚向上翘，逐渐增加持续时间，练背肌，然后缓缓恢复原位。

（3）俯卧位的腹肌伸展运动：①俯卧位上身挺直下肢伸直。②双脚缓缓上抬，逐渐增加持续时间，然后缓缓恢复原位。③仰卧半屈膝。④颈、胸缓缓上翘，逐渐增加持续时间，然后缓缓恢复原位。⑤仰卧屈膝抬腿，逐渐增加持续时间，然后缓缓恢复原位。

（4）轻到中度抗阻运动或采用黄色治疗带的肌力，做肩、背和上肢的肌力练习。

（5）负重和下肢肌力练习：低强度的有氧运动，如快走、慢跑、压腿运动等。每次 20~30min，每周 3~5 次。

（6）平衡训练和转移技术：无支持的站立平衡，单腿站立 30s 和共济失调的矫正法。

（7）姿势矫正：自我矫正，如背部伸展运动、手法牵伸软组织等。

（8）疼痛处理：适度伸展练习、放松练习，药物、理疗。

（9）适当举重训练：重物要靠近身体，避免脊柱屈曲。

2. 第 2 组运动疗法

（1）伸展运动：同第 1 组。

（2）背部伸肌肌力练习：开始坐在椅子上，逐渐到俯卧位，在物理治疗师指导下，缓慢进行背肌肌力练习，每周 3~5 次。

（3）腹肌等长肌力练习：仰卧位，单膝跪地，另一腿伸展，举起伸直腿10cm 维持 10s，重复 15 次。坐或站位收缩腹部和骨盆的肌肉。

（4）上肢肌力运动：使用黄色治疗带。

（5）负重和下肢肌力练习：每周步行 3~5 次，每次 15~20min。股四头肌的等长肌力练习。

（6）平衡训练和转移技术：使用髋关节保护器进行适当的转移活动，采用适

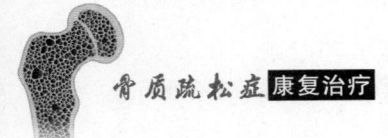

当的辅助器进行步态训练。

（7）姿势矫正：活动时使用护具，进行第1组所述的姿势矫正活动。

（8）疼痛处理：活动时使用护具，适度伸展练习、放松练习。同时使用理疗和药物。

3. 第3组运动疗法

（1）伸展运动：同第1组。

（2）背部伸肌肌力练习：在检测缓慢进行背部肌力练习，同第2组。

（3）腹肌等长肌力练习：仰卧位、坐或站立收缩腹部和骨盆肌肉，维持30s，重复15次。在医学允许情况下仰卧做臀部倾斜活动。

（4）上肢肌力运动：在物理治疗师协助下进行，逐渐过渡到使用轻阻力的黄色治疗带进行上肢肌力练习。

（5）负重和下肢肌力练习：逐渐增加步行的距离和速度，每次10~15min，或间歇步行，每周3~5次。股四头肌的等长肌力练习和踝关节稳定性训练以防止步态不稳和姿势性低血压。

（6）平衡训练和转移技术：使用辅助器进行步态训练，在协助下做平衡单腿站立15s。监测下做转移活动，从床上到椅子、厕所、浴室。

（7）姿势矫正：同第2组，需要胸腰骶矫形器或模塑背心进行姿势矫正。

（8）疼痛处理：同第2组，严重者进行肋间神经阻断治疗。

第三节　针灸与推拿疗法

一、针灸与推拿疗法的作用

中国是针灸和推拿医学的发祥地，千百年来，针灸推拿不仅在治疗疾病方面有着举世瞩目的疗效，而且在中华民族的养生保健方面，也同样发挥着重要的作用。

如今，世界医学界为我们提出了一个必须回答的命题，即针灸推拿到底能不能治疗骨质疏松症？

祖国学者近年来在本病的病因病机、临床研究、实验研究等多方面取得了一定的进展，确定针灸治疗骨质疏松症的临床疗效较好，治疗方法也趋向多极化，从传统的针刺、艾灸、天灸、耳针、穴位贴敷发展到现代创新方法如电脉冲针、穴位注射、红外灸疗仪等；治疗手法也多元化，提、插、捻、转，呼吸补泻，开阖补泻等手法均有所应用；治疗方案上也偏向于综合疗法，如针与灸结合、针与药、针与罐、针灸与推拿相结合。针灸推拿治疗骨质疏松症，基于"肾主骨，藏精，精生髓而营骨"的理论，认为肾气虚衰是引起本病的主要原因，或兼脾虚，或兼肝虚。现代研究也证实了中医理论关于肾藏精、主骨，以及人体的生、长、壮、老、已与肾紧密关联理论的科学性和正确性。涉及督脉、肾经、膀胱经、脾经、胃经、胆经等经络，但最常用的经脉是膀胱经、督脉、胃经，所选穴位以肾经、脾经的表里经腧穴运用为多，主要以补肾健脾为原则。

（一）针灸疗法

1. 针灸疗法治疗骨质疏松的治疗原则

针灸治疗骨质疏松症的治疗原则为补肾健脾、养骨增髓、祛瘀生新。临床多以足少阴肾经、足太阳膀胱经、足太阴脾经、足阳明胃经及任督二脉穴位为主，配合对症治疗。针灸治疗骨质疏松症的疗效确定，可缓解腰背痛、骨痛，改善相关症状。

肾为先天之本，性命之根，主骨生髓。《素问·六节藏象论》说"肾者主蛰，封藏之本，精之处也""其充在骨"。《医精经义》云："肾藏精，精生髓，髓生骨，故骨者肾之所合也，髓者肾精所生，精足则髓足，髓在骨内，髓足则骨强。"《素问经注节解·痿论》："肾主骨，骨借髓以强，身凭足以任。肾亏则髓虚，髓虚则骨枯而足无力以任身，是名骨痿也。"说明骨的生长发育有赖于肾精的充盈。肾精充盈，自能滋养骨髓，荣养骨骼，使之强健有力。《圣济总录》曰："肾不荣，则髓不能满。"陈士铎在《辨证录·痿证门》中指出："肾空干涸，何能充足于骨中髓耶。"《素问·痿论》曰："肾者，水藏也，今水不制火，则骨枯而髓虚，故足不任身，发为骨痿。"窦材论及骨缩病时说："此由肾气虚惫，肾主骨，肾水既涸，则诸骨皆枯，渐至短缩，治迟则死，须加艾灸，内服丹附之药，非寻常草木药所能治也。"《素问·生气通天论》认为："因而强力，肾气乃伤，高骨乃坏。"《素问·长刺节论》曰："病在骨，骨重不可举，骨髓酸痛。"肾虚精亏，骨髓化源不足，骨失所养，骨质稀疏，发为骨痿。故《黄帝内经》中有"骨痿者，补肾法治之"、《难经》有"五损损于肾，骨痿不能起床……损其肾者，益其精"的明确记载。《素问·脉要一精微论》记载："腰者，肾之府，转摇不能，肾将惫矣。骨者，髓之府，不能久立，行则振掉，骨将惫矣。"腰为肾之府，腰痛是骨质疏松症的主要临床表现之一，也体现了肾虚是骨质疏松症发生的根本原因。《医宗必读·痿》谓："肾痿者，骨痿也。腰者肾之府，其脉贯脊，其主骨髓，故肾热其一见证若此。"《诸病源候论·腰脚疼痛候》记载："肾气不足，受风邪之所为也，劳伤则肾虚，虚则受于风冷，风冷与正气交争，故腰脚痛。"认为肾虚受风，气血不和，腰脚痛时作。《素问·上古天真论》云："女子七岁，肾气盛，齿更发长二七而天癸至，任脉通，太冲脉盛，月事以时下，故有子……七七，任脉虚，太冲脉衰少，天癸竭，地道不通，故形坏而无子也。丈夫八岁，肾气实，发长齿更二八，肾气盛，天癸至，精气溢泻，阴阳和，故能有子……七八，肝气衰，筋不能动，天癸竭，精少，肾脏衰，形体皆极八八，则齿发去。"不但明确指出了人体生、长、壮、老、已的自然规律，还指出了这种生命过程与肾中精气盛衰有直接关系，也是中医"肾主骨"学说最基本的内容和中医学对人体生殖与衰老过程最为精辟的论述。现代医学研究证实肾虚与机体的衰老包括骨质的衰老密切相关，认为衰老的可能是机体以大脑—下丘脑—垂体—靶腺为轴心的多系统、多器官、多组织的特异性功能减退状态。肾虚者下丘脑—垂体—性腺轴功能减退，性激素水平下降，成骨功能减退，骨吸收增加，导致骨质疏松症的发生。中老年人随年龄增长肾虚证发病率逐渐升高，骨骼中骨矿含量逐渐减少，肾的盛衰与骨矿含量密切相关，其变化的规律与"肾主骨"理论基本一致。肾虚会影响钙、磷的代谢，表现在骨的矿物质代谢方面为骨密度下降。针刺补肾穴位后，骨密度明显提高。补肾治疗还可以调节去势的生殖内分泌，改善去势的血液骨代谢，增加骨中钙磷贮积，减轻去势的骨质疏松程度，改善骨生物力学特征，提高骨骼负载能力及抗外力冲击能力，预防骨折发生。针灸临床表明针灸可以改善肾功能包括肾血流量和肾的重吸收功能等，并可以改善下丘脑—垂体—性激素轴的功能，提高老年人性激素含量。综上所述，补肾法治疗可以改善下丘脑—垂体—靶腺轴系统的功能，促进血液代谢，调节钙、磷代谢，增加骨钙沉积，延缓骨量丢失，达到防治骨质疏松症的目的。

脾为后天之本，气血生化之源，主百骸，为气机升降之枢，交通上下，灌溉四旁，化生气血精津以充养先天之精，荣润骨骼。《灵枢·决气》曰："谷气入满，淖泽注于骨。"《金匮要略·骨痿》曰："味酸则筋伤，筋伤则缓，名曰泄。咸则伤骨，骨伤则痿，名曰枯。"《素问·生气通天论》曰："是故谨和五味，则骨正筋柔，气血以流，腠理以密，如是则骨气以精，谨道如发，长有天命。"说明饮食五味能影响骨的生长，且与脾胃功能关系密切。《素问·玉机真脏论》云："五脏者，皆享气于胃，胃者，五脏之本也。"《儒门事亲·指风痹痿厥近世差玄说》："胃为水谷之海，人之四季，以胃气为本。本固则精化，精化则髓充，髓充则足能履也。"强调了胃气的重要性。张介宾称："痿证之义……元气败伤则精虚不能灌溉，血虚不能营养者亦不少矣。"《医宗必读·痿》曰："阳虚则血气少，不能润养宗筋，故驰纵，宗筋纵则带脉不能收引，故足痿不用。"说明脾胃运化正常则气血有源，可充养先天之精，荣养润泽骨骼。脾主运化，为后天为本，充养肾精，所谓"肾之合骨也，其荣在发，其主脾也"（《素问·五脏生成》），"脾主身之肌肉"（《素问·痿论》）。《灵枢·本神》指出："脾气虚则四肢不用。"肌肉丰满壮实，乃骨骼强壮的力学保证。若饮食失调，饥饱失常，或久病卧床，四肢少动，脾气受损，运化无力，气血乏源，精微不布，无以化精生髓，则五脏无所荣，宗筋无所养，诸骨无所强而骨质空虚、新骨不生见骨枯、骨痿。正如李果所说："胃之一腑病，则十二经元气皆不足也……故筋、骨、皮、肉、血脉皆弱。"故脾虚是骨痿发生的基本病因。《千金翼方》提出"以饮食之精，自然下注于肾"，《辨证录·痿证门》认为"胃气一生而津液自润，自能灌注肾经，分养骨髓"，通过健脾养胃能补肾壮骨。《灵枢·根结》云："痿疾者取之阳明。"表明脾胃在骨质疏松治疗中的重要性。中医的脾不仅包括消化系统，还与机体免疫系统、造血系统、内分泌系统、体液调节系统、神经系统等密切相关。脾虚可以直接影响与骨量相关的营养物质如钙、磷等的吸收，或影响各个系统功能间接导致骨质疏松。现代研究发现骨质疏松症的发生与钙、磷在肠道的吸收关系密切。针灸补脾健胃腧穴能明显改善骨质疏松症患者的临床症状，提高雌激素、睾酮、钙等水平，而且还能显著提高患者腰椎的骨密度。

伴随着人体的生理性衰老，血瘀在本病的发病过程中起着重要的作用。《医林改错》曰："元气既虚，必不能达于血管，血管无气，必停留而瘀。"《血证论·卷二·吐血》曰："一切不治之证，总由不善去瘀之故。凡治血者，必先以去瘀为要。"《杂病源流犀烛》分析："凡人精耗肾衰，则膀胱之气亦不能独足，故邪易分犯，则肾虚其本也。风寒湿热痰饮、气滞血瘀闪挫其标也。"《素问·痿论》曰："肾气热，则腰脊不举，骨枯而髓减，发为骨痿。"《丹溪心法·痿辟证治》曰："痿证有湿热湿痰气虚血虚瘀血。"湿热痰瘀阻滞经络发而为痿。《证治准绳·瘀血篇》曰："夫人饮食起居，一失其宜，皆能使血瘀滞不行，故百病由污血者多。"年过四十，阴气自半。老年人五脏俱虚，气血不足，感受外邪，无力驱邪外出，邪留不去，壅阻经脉，导致气血不和，百病乃变化而生，加之肝郁气滞，凝滞于筋骨关节，瘀阻于经络，发为骨痹、骨痿。骨痛是本病最常见、最主要的症状，以腰背痛多见，疼痛持久，痛处固定不移。《灵枢·天年》曰："血气虚，脉不通，真邪相攻。乱而相引，故中寿而终也。""脉不通即血行不畅。"王清任在《医林改错》中云"痛不移处""诸痹证疼痛"定有血瘀，可见骨痛主要是血瘀所致，"不通则痛"是本病发生的病机总纲。老年人体虚气弱，易受外邪侵袭，导致气机不利，气虚无力推动血行脉中，使经络不通，气血不畅，故绝经后妇女脾肾俱虚的同时，往往伴随血瘀的存在，瘀阻经络，不通而痛，并伴功能障碍。瘀血不去，新血不生，瘀血作为致病因素，又可导致气血运行障碍，精微不布，脏腑因濡养不足而衰弱，骨失气血滋养而脆性增加，发生骨痿，易发骨折。血瘀既为肾虚等的病理产物，又是骨痿的促进因素。故气血不畅、经络不利亦是骨质疏松症发生的一个重要因素。血瘀与微循环障碍、血液流变学异常、血液动力学异常等密切相关。可影响凝血及纤溶酶系统，使血液出现"高、浓、黏、聚"状态及凝血激活、纤溶抑制等血瘀表现和骨的微循环障碍等。骨质疏松患者都明显存在血瘀征象，观察患者微循环时发现微血管形态有明显改变，血管张力明显减弱，血色偏暗，血流缓慢，毛细血管拌变细，数量减少。骨质疏松症患者大多存在血瘀征象，如骨痛有定处，四肢麻木，唇甲晦暗，舌下脉络曲张、舌质紫暗有瘀斑等，且发生比例高，与中医"久病入络"理论相符，肾虚髓亏与血瘀证聚成一系时，相关系数高达 100%，说明绝经后骨质疏松症的血瘀病理变化与肾虚的生理变化密切相关。现代研究认为骨质疏松骨痛的主要原因是骨小梁变细、数目减少，造成残存骨小梁负荷加重，降低了骨小梁强度，一旦超出了强度范围，就会导致骨小梁骨折，继而损伤血窦，导致骨内瘀血。

《素问·五脏生成》云："肾之合骨也，其荣在发，其主脾也。"《素问·痿论》认为"脾主身之肌肉"，肌肉丰满壮实乃骨骼强壮的力学保证。脾为后天之本，肾为先天之本。脾之健运，化生精微，有赖于肾阳之温煦、推动肾之精气，依靠脾之水谷精微的充养、培育。肾主骨，生髓脾主运化，充养肾精，荣润骨骼。脾肾相互资助、相互促进。病理情况下亦相互影响。肾气不足，脾失温煦，运化失司。若脾气虚弱，运化不力，气血不足，津液不布，无以充养肾精，则肾精乏源，骨髓失养而致骨痿。李东垣认为脾肾亏虚是骨痿发生的根本，在治疗上提出脾肾并重、培元固肾大法。临床应用脾肾同补治疗骨质疏松症，也取得了良好疗效。针刺健脾补肾腧穴，主穴取中脘、下脘、气海、关元，配以滑肉门、外陵、气穴治疗，对于缓解骨质疏松疼痛有明显疗效。肾主骨与其他脏腑功能密切相关。《黄帝内经》记载："肾者主水，受五脏六腑之精而藏之，故五脏盛乃能泻，今五脏皆衰，筋骨解堕，天癸尽矣……身体重，行步不正。"《景岳全书》曰："五脏之伤，穷必及肾。"五脏六腑之精，皆归于肾五脏六腑功能减退，必然影响肾中之精的充盈。刘河间《伤寒六书》认为"天癸既绝，乃属太阴经也"。女子七七，肾气衰弱的同时，也伴随其他脏腑功能的衰退。其中尤与肝、脾关系密切。肝肾精血同源，脾与肾为后天与先天的关系，肝虚、脾虚均可致肾精匮乏、骨髓失养而致本病发生。此外，因"年老多瘀""久病多瘀""虚久必瘀"，若肾虚兼血瘀，亦可影响"肾主骨"的功能。骨质疏松症的发生以肾虚天癸竭为根本原因。肝脾两脏的虚损及挟瘀的出现亦与本病密切相关。肾虚、脾虚、肝虚、血瘀为本病最基本的组合证型。补脾益肾活血法可以明显缓解骨质疏松引起的骨痛，提高骨密度，增加骨小梁数目、降低骨小梁间隙、提高骨小梁体积，并且能增加骨皮质厚度，改善骨的结构和骨的力学性。

2. 针灸疗法治疗骨质疏松的机制

针刺疗法能有效地作用于内分泌系统，纠正激素的紊乱状态，使血清中降低的性激素水平有明显的升高，这可能与针刺疗法刺激下丘脑—垂体—性腺（或肾上腺）轴的功能而起作用的。针刺疗法对内分泌系统有良性双向调节作用，可达到与肌注性激素替代疗法相同的疗效，并无应用雌激素产生的不良反应。针刺疗法能促进人体对钙的吸收，降低尿 Ca/Cr 值，提高机体对钙的利用率，减少骨的过度吸收，促进骨形成，使骨代谢趋于平衡，且有防止骨小梁萎缩的作用；针灸能平衡钙磷代谢，提高骨密度，改善骨代谢；针刺能改善局部血液循环，明显改善血液流变学指标，并能增强免疫力。研究发现，针灸不仅能改善患者的临床症状，而且能增加骨密度，提高血清雌二醇、钙、磷等含量，降低尿酸，从而降低骨丢失速度，增加骨形成。

（二）推拿疗法

1. 推拿疗法治疗骨质疏松的治疗原则

对于推拿按摩术，中外研究者都持有相同的观点，即推拿按摩术是人类最古老的一种疗法，同时又是一门年轻而又有发展前途的医疗科学。

在所有的医疗技术中，推拿按摩毋庸置疑是一种最古老的方法。如果说贬刺、灸艾、药物等治法的发明，还必须借助于外界物质条件的话，那么推拿按摩仅凭着人类自己的双手，就可以进行最原始的医疗活动。也许我们的祖先在刚刚直起身来，由猿变成人的时候，那双已经获得解放的手就曾在他们充满伤痛的身

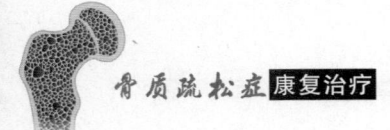

躯上进行过无数次的按压、抚摸。这些简单的出自本能的动作，也许就可以视为推拿按摩疗法的起源。

推拿疗法因其舒适、安全深受患者欢迎。推拿是祖国医学外治法的一种，其基本理论是阴阳五行、气血津液、脏腑经络等学说。它的作用途径主要是在人体体表的一定部位运用手法，通过经络内联外络，气血循行流注而产生局部及全身的作用。神阙穴位于人体之中央，其上为阳，其下为阴，介于阴阳二者之间，得天独厚，故能调和阴阳、扶正祛邪、温补脾肾，故可"治百病"。

历代文献虽无推拿治疗骨质疏松的明确记载，但推拿对"痰证""虚证""痹证"的治疗可追溯至《素问·异法方宜论》，曰："中央者，其地平以湿……故其病多痿厥寒热，其治宜导引按跷。"《素问·离合真邪论》载："帝曰不足者补之奈何？岐伯曰：必先扣而循之，切而散之，推而按之……又曰按而止之。"《素问·举痛论》说："寒气客于背俞之脉，则脉泣，……故相引而痛，按之则热气至，热气至则痛止矣。"关于推拿，《灵枢·九针》则认为"形数惊恐，筋脉不通，病生于不仁，治之以按摩醪药"。现代临床实验研究表明，推拿能使局部组织温度上升，血流加快，通过调节神经体液系统，提高组织的痛阈。摩神阙穴，按揉脾俞穴、肾俞穴等具有健脾补肾的功效，对脾虚、肾虚有较好的治疗作用。

推拿治疗骨质疏松具有显著优势：

（1）推拿治疗无明显的副作用，而针刺患者有可能晕针，药物会对代谢脏器造成损害。

（2）通过手法对特定的穴位和部位进行治疗，显著改善患者因肾虚、脾虚而致的多项衰老症状。不仅对治疗有益，还能增强体质，延缓衰老，提高生命质量。

（3）能有效地减轻全身骨痛症状。腰背部是骨质疏松主要的疼痛部位，这是由于绝经后骨质疏松的骨丢失是以骨小梁为主，随着骨质丢失的不断加剧，骨小梁断裂增加，形成大面积的微骨折，使附着在骨骼上的肌肉、韧带和关节随变形的应力曲线紧张程度增加，导致疼痛。推拿治疗能有效地调整脊柱顺应性，松解肌痉挛，改善血液循环，促进损伤修复，提高组织痛阈。

（4）通过穴位的推拿治疗，可以达到补气血、益冲任、强脏腑、壮筋骨的功效，从整体上改善人体机能，延缓衰老。推拿治疗本病的机制可能是标本同治，通过对机体全身的调节作用，使患者下丘脑—垂体—性腺轴及自主神经系统和免疫功能的紊乱恢复。改善胃肠道消化吸收功能，促进钙及其他营养物质的吸收利用，从而缓解体内负钙平衡，阻止骨质的进一步丢失。

《黄帝内经》认为骨乃髓之府，腰乃肾之府，肾主骨而生骨髓，精之所生为骨髓，精满则髓足，骨在髓外，髓在骨内，髓足则骨壮，说明骨骼的强劲与肾中精气密不可分，肾精为阴，滋养骨体，充养骨髓，命门之火为肾阳，温煦全身及防御病邪，元气为根，推动骨骼的生长、发育、强壮；《素问·上古天真论》云"女子七七，任脉虚，太冲脉衰少，天癸竭，地道不同，故形坏而无子"，"男子八八则齿发去"说明肾中精气的衰败有关，《医经精义》"肾藏精，精生髓，髓生骨"，说明肾中精气对骨生成的重要性。综上所述，肾气、肾精不足导致骨骼失养，最终变为骨质疏松症，其病位在肾。

脾主运化水谷精微，乃气血生化之源，脾主肌肉四肢，脾胃后天之本，肾为先天之本，先天后天相互自助，共同促进，肾精依赖脾精的生成，不断滋养、不断补充，如果脾气运化功能不足，脾精生化不足，则肾精匮乏，导致肾精亏虚，骨骼失养，发生骨质疏松症，《素问·阴阳应象大论》曰"清阳实四肢"，说明四肢的强劲、运动，依赖清阳之气，而清阳之气由水谷精微之物构成，而有脾运化水谷精微，所以说脾旺而四肢旺；同时脾胃乃中焦枢纽，承接上下之气枢纽，气血之生成，促进骨、筋、肉、皮的功能，所以脾胃强劲则骨骼有力，气血的充养、灌溉于骨。

肝藏血，主疏泄，其主要功能在于调畅气机，气机通畅才能更好地促进脾胃运化功能，肝经脉衰，肝血不足，肝藏血功能失调，根据肝肾同源理论，可导致肾精不足，精虚则不能滋养四肢，血虚则不能濡养筋骨，骨筋相连，骨筋不利导致身体四肢、骨骼屈伸不利，日久发为骨痿，血脉运行不畅导致脏腑功能失调，血行缓慢导致功能衰退，气血不足导致肾精亏损，髓不生骨，血液运行不畅，容易久而成瘀，瘀而不通，骨气失去滋养，发为骨痿，不通则痛，导致骨痛。临床上骨质疏松症大多数以疼痛为主，疼痛是血脉不通的表现。

推拿对特定穴位给予刺激，改善机体气机，调节脾胃气血，如骨质疏松患者常有腰部疼痛，取阿是穴，通经活络，取得较好疗效；标本并治，在查明病机标本关系和基础上，利用推拿手法的不同特性，从标本两方面同时进行治疗，以滋补脾肾的治本之法，取手足阳明、手足少阳经行气活血通为治标之法，虚寒之人加关元、气海，缓解疼痛，脏腑经络并治。推拿亦可改善肌肉疲劳，缓解局部疼痛，调整经络气血。

推拿是从整体出发，从因论治，审因求治，知因用法，推因见效。在治疗骨质疏松症的治法上认为肾为先天之本，脾为后天之本，因而脾肾并重，重视脾胃

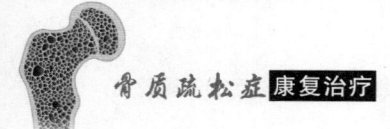
和气血及体质学说的养生预防和调摄，在治疗上主张以腹部按摩推拿来扶正固本，并从实际情况出发，急则治其标，缓则治其本，标本同治，通过疏通脾胃这个升降之枢，达到治愈疾病的目的。

推拿疗法除了重视脾胃后天之本的调节作用，还应重视经络的整体性调治作用，强调局部治疗与整体治疗的有机配合。如曹锡珍遗著《中医按摩疗法》中说："点穴时，常常可以把主管伤处的有关经脉上的某些重要穴都点它几下，同时加以按摩，这样效果较好。经穴按摩有时是左侧有病，先在右侧施术；右侧有病，先在左侧施术；腿足有病，先找头面上的经穴；头面有病，则在足部治疗。左病右治，右病左治所以有效，是因为左右侧经络是相通的，刺激其右，其左也有反应；足病治头，头病治足所以可能，是因为有些经络是从手走头、从头走足的。"曹仁发先生在《朱春霆学术思想初探》一文中曾提到朱老治好一例四肢抽搐患者时独推督脉的原因，朱老回答："四肢抽搐乃阳气不足之故。督脉是诸阳之会，总督一身阳经，推摩督脉能振奋阳气，使阳气贯达四末，其患可愈。"

2. 推拿疗法治疗骨质疏松的机制

以手法使之于人体穴位、经络有调阴阳、行气血，扶正祛邪的作用。《素问·离合真邪论第二十七》记载了用按法、推法祛邪扶正："不足者补之，奈何岐伯曰必先扪而循之，切而散之，推而按之，弹而怒之，抓而下之，通而取之，外引其门，以闭其神，呼尽内针……推阖其门，令神气存，大气留止，故命曰补。帝曰候气奈何岐伯曰夫邪……方其来也，必按而止之，止而取之，无逢其冲而泻之。……此邪新客，溶溶未有定处也，推之则前，引之则止，逆而刺之，温血也。刺出其血，其病立已。……牙仔之新客来也，未有定处，推之则前，引之则止，逢而泻之，其病立已。"在《灵枢·阴阳二十五人》中利用点穴调气通经络亦可补气于上："黄帝曰：刺其诸阴阳奈何？岐伯曰：按其寸口人迎，以调阴阳，切循其经络之凝涩，结而不通者，此于身皆为痛痹，甚则不行，故凝涩。凝涩者，致气以温之，血和乃止。其结络者，脉结血不和，决之乃行。故曰气有余于上者，导而下之气不足于上者，推而休之其稽留不至者，因而迎之，必明于经隧，乃能持之。寒与热争者，导而行之其宛陈血不结者，则而予之。"《素问·调经论》大段关于手法与气的论述，此处出现按摩一词，有学者依此认为按摩为手法医学的代名词出现在《黄帝内经》时期，详解其意，却不尽然。原文："……神有余则笑不休，神不足则悲。血气未并，五脏安定，邪客于形，洒淅起于毫毛，未入于经络，故命曰神之微。……神不足者，视其虚络，按而致之，刺而利之，无出其血，无泄其气，以通其经，神气乃平。帝曰：刺微奈何？岐伯曰：按摩勿释，著针勿斥，移气于不足，神气乃得复。""……气有余则喘咳上气，不足则息利少气。血气未并，五脏安定，皮肤微病，命曰白气微泄。……气不足，则补其经隧，无出其气。帝曰：刺微奈何？岐伯曰：按摩勿释，出针视之，曰我将深之，适人必革，精气自伏，邪气散乱，无所休息，气泄腠理，真气乃相得。"此处是讲为什么邪气在表应刺微，即不可重刺。按摩不可令病邪扩散，防止病邪由表及里。此处按摩有两种解释法：第一，按摩是一个词，可解为代表手法；第二，按摩两字中有句读，即按法与摩法。临床上针对风邪在表的处理手法以拿法为主，采用按法与摩法时应较为轻巧，这符合"按摩勿释"的论断。在同篇还有一段按法适应治宜的记载："风雨之伤人也，先客于皮肤，传入于孙脉，孙脉满则传入于络脉，络脉满则输于大经脉，血气与邪并客于分腠之间，其脉坚大，故曰实。实者外坚充满，不可按之，按之则痛。寒湿之中人也，皮肤收，肌肉坚紧，荣血泣，卫气去，故曰虚。虚者聂辟气不足，血泣，按之则气足以温之，故快然而不痛。"

二、针灸与推拿疗法的禁忌证

（一）针灸疗法的禁忌证

针灸禁忌，人命所系，《黄帝内经》的作者怀仁人之心，既希望能用针灸为生民解除疾苦，又对针灸使用不当所造成的危害向后人提出警示。《灵枢》开卷就说"黄帝问于岐伯曰余子万民……余欲勿使被毒药，无用贬石，欲以微针通其经脉，调其血气，荣其逆顺出入之会"，提出针灸在治疗疾病中应当发挥较大的作用，但是同时又不忍心看到针灸产生杀人的结果，有违仁人之心，因此希望后世对针灸禁忌高度重视，《灵枢·玉版》"请著之玉版，以为重宝，传之后世，以为刺禁，令民勿敢犯也"。由于古人对人体解剖学的知识掌握地不够全面，更谈不上普及，因此，针灸技术只有经过老师的言传身教，并经过较长时间的实践才能掌握。为了防止针灸的滥用，尤其是为了防止某些胆大妄为、一知半解的人滥用针灸造成医疗事故，《黄帝内经》对针灸可能造成的伤害一而再、再而三地反复强调。俗话说"庸医杀人不用刀"，在《黄帝内经》中，也把针比作刀剑，如《灵枢·玉版》"针能杀生人，不能起死者也，……其如刀剑之可以杀人，如饮酒使人醉也。"《黄帝内经》有关针灸禁忌的论述颇多，计八千余言。《素问》有两篇针灸禁忌专论，即《素问·刺要论》和《素问·刺禁论》，《灵枢·五禁》也是针

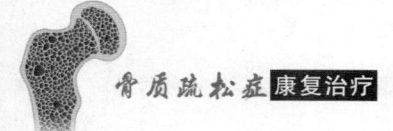

灸禁忌专论。对于《黄帝内经》这样中医医典籍来说，针灸禁忌在《黄帝内经》可以说是占了比较大的篇幅。笔者通过对《黄帝内经》针灸禁忌的系统整理，把《黄帝内经》针灸禁忌归纳为五个层面，共计二十三项内容。五个层面是：①操作技术层面的针灸禁忌；②生理病理层面的针灸禁忌；③辨证辨病论治层面的针灸禁忌；④时间医学层面的针灸禁忌；⑤医生素养层面的针灸禁忌。

二十三项内容分别为操作技术层面的针灸禁忌，包含部位禁忌、穴位禁忌、针刺深浅禁忌、针具选择禁忌、行针禁忌、留针与出针禁忌、感染禁忌、针灸事故的预防及救治措施。操作技术层面的针灸禁忌是为了避免针灸操作不当而引起针灸不良事件所确立的针灸禁忌。在实施针灸治疗时，医生必须掌握规范的操作技术，否则就有可能犯禁，造成医疗伤害或医疗事故。操作技术层面的针灸禁忌是针灸禁忌的最基础、最直观的内容，这些内容大部分是古代针灸医生对以往针灸伤害或针灸事故的记录和总结，至今对临床具有直接的借鉴作用。生理层面的针灸禁忌包含异常生理禁忌、妇女儿童的针灸禁忌。异常生理禁忌是指在人处于异常的生理状态下，如大醉、大饥等情况下，不能进行针刺。不能针刺的原因，按《黄帝内经》的说法，是因为此时人体"脉乱气散"，针后易引发晕针等不良后果。《黄帝内经》已经注意到针灸治疗的性别差异，男子和女子由于在生理构造和生理特点上存在差异，某些可以用于男患者的针灸治疗却不能用于女患者身上，尤其是对于经期妇女和孕期妇女。另外，小儿不可针灸囟门。辨证辨病论治层面的针灸禁忌包含与病性寒热虚实相关的针灸禁忌、危重病死症针灸禁忌、与病位相关的针灸禁忌、针灸的疾病进程禁忌。《黄帝内经》认为，疾病的病情往往错综复杂，"真邪以合，波陇不起"（《素问·离合真邪论》），如果离开了正确的诊断，就有可能出现重大的针刺事故。与后世针灸古籍相比，《黄帝内经》在讨论针灸禁忌时，特别强调辨证的准确性，并把辨证辨病误差作为导致针灸不良后果的一个重要因素。

《黄帝内经》认为，要预防针灸事故，针灸者首先必须明白针灸的适应证与禁忌证。

辨证辨病除了对诊断具有极其重要的作用之外，还对治疗具有决定性作用。针灸治疗不能违背"以平为期"的治疗原则，不得犯虚虚实实之忌，不得犯补泻太过之忌。时间医学层面的针灸禁忌包含四时禁忌、针灸的月相禁忌、用天干地支表述的针灸禁忌、据昼夜时辰变化的针刺禁忌。针灸的时间禁忌，《黄帝内经》称为"天忌"，《灵枢·官能》曰"必知天忌，乃言针意"，指出如果"不知合之四时五行，因加相胜，释邪攻正"，则会"绝人长命"（《素问·离合真邪论》）。

时间医学层面的针灸禁忌极具特色，也受到很多医家的质疑。医生素养层面包含项医德修养医术水平。为了避免各种失误的发生，《黄帝内经》强调医生首先要有高尚的品德，必须对患者负责，不能迷信巫术。《黄帝内经》还强调针灸医生的个体医术水平，认为高超的医术对预防针灸事故有着重要的意义。此外，还有艾灸禁忌项、火针禁忌项、刺络放血疗法禁忌项。由上显示的二十三项针灸禁忌内容可知，《黄帝内经》的针灸禁忌非常丰富，基本涵盖了针灸禁忌的各个范畴。《黄帝内经》有关针灸禁忌的论述，已经基本完成了针灸禁忌理论体系的构建。特别是在辨证辨病论治层面的针灸禁忌，与后世针灸禁忌相比，比重尤大，凸显了辨证辨病论治在预防医疗事故中的重要作用。

《黄帝内经》特别强调不得刺伤体内脏腑，伤之每成死症。《素问·刺禁论》曰："脏有要害，不可不察。"明确提出了内脏是人体的要害部位，针刺时必须认真对待。《素问·诊要经终论》曰"凡刺胸腹者，必避五脏"，更是指出针刺胸腹部的穴位时，要特别注意不要刺伤五脏。《灵枢·本神》对针刺时不能伤及五脏的原因做了解释："是故五脏主藏精者也，不可伤，伤则失守而阴虚，阴虚则无气，无气则死矣。"针刺伤及内脏将产生严重的后果，在短期内导致死亡："刺中心，一日死，其动为噫。刺中肝，五日死，其动为语。刺中肾，六日死，其动为嚏。刺中肺，三日死，其动为咳。刺中脾，十日死，其动为吞。刺中胆，一日半死，其动为呕。"《素问·刺禁论》指出，胸部膈肓的上面是维持生命活动的心、肺两脏，在针刺时应当慎重，否则会给人体造成祸害："膈肓之上，中有父母，七节之傍，中有小心，从之有福，逆之有咎。"《素问·刺禁论》记载，针刺胸部，由于操作不当，发生不良反应，从"喘逆仰息""咳"等临床症状来看，应为误刺肺脏之后发生气胸："刺膺中陷中肺，为喘逆仰息。""刺缺盆中内陷气泄，令人喘咳逆。""刺腋下胁间内陷，令人咳。"《黄帝内经》还有误刺少腹致使膀胱中尿液流出进入腹腔中，导致少腹胀满的记载："刺少腹中膀胱溺出，令人少腹满。"（《素问·刺禁论》）现代针灸一般通过针刺少腹之前排尿的方法来预防刺伤膀胱，然而限于当时的认识条件，《黄帝内经》并没有记载预防措施。

神经中枢针刺禁忌。《黄帝内经》中已注意到误刺脑部和脊髓神经中枢的严重后果："刺头中脑户，入脑立死。""刺脊间中髓为伛。"（《素问·刺禁论》）

周围神经针刺禁忌。某些部位特别是头面部，神经比较密集或较粗大，误刺就可能会损伤神经，导致不良后果："刺面中溜脉，不幸为盲。"（《素问·刺禁

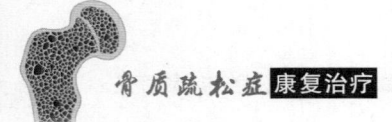

论》）溜脉，即与目相流通的经脉，马莳谓"凡脉与目流通者皆是也"。从现代解剖学的观点来看，可能是针刺伤及视神经导致失明。"刺眶上陷骨中脉，为漏为盲。"（《素问·刺禁论》）张志聪注："陷骨中脉，匡骨上之陷脉也。……刺脉而伤其目系，则泪流不止而为漏，视无所见而为盲。""刺客主人内陷中脉，为内漏为聋。""刺阴股下三寸内陷，令人遗溺。"（《素问·刺禁论》）阴股下三寸，王冰认为是肾之络，马莳认为是肝经阴包穴，张介宾认为是足厥阴之五里穴，高世栻则认为是太阳经脉。

古代冶金技术的制出的针具，由于材料及工艺等原因，针身大都比较粗，因此针刺时必须注意避开血管，尤其是大血管或重要部位的血管。否则，可能导致出血死亡、肿、哑等事故如果刺伤小血管，可以导致瘀血内阻为血肿。这类针灸禁忌《黄帝内经》中也有较多记载，如："刺舌下中脉太过，血出不止为暗。""刺臂太阴脉，出血多立死。""刺附上中大脉，血出不止死。""刺郄中大脉，令人仆脱色。""刺气街中脉，血不出，为肿鼠仆。""刺阴股中大脉，血出不止死。""刺足少阴脉，重虚出血，为舌难以言。""刺足下布络中脉，血不出为肿。"刺中关节腔，关节液流失，将导致关节屈伸不利、跛足等医疗事故："刺膝膑出液，为跛。""刺关节中液出，不得屈伸。""刺肘中内陷，气归之，为不屈伸。"（《素问·刺禁论》）《针灸大成》中部位禁忌条文不多，但概括性很强，如："刺中五脏胆皆死，……脊间中髓伛偻形。……膝膑筋会及肾经，……目眶关节皆通评。"（《针灸大成·卷之四·禁针穴歌》）

禁针穴首见于《黄帝内经》，但《黄帝内经》一般不明确提出禁针或禁灸，而是以事故实录的语体把经验教训记录下来，如："刺缺盆中内陷气泄，令人喘咳逆。"（《素问·刺禁论》）所以在《黄帝内经》中，有"禁针穴"之实而无"禁针穴"之名，至《针灸甲乙经》始有禁针禁灸之说，如神阙"禁不可刺"。"禁针穴"一词直到明代才正式见于《医经小学》。《黄帝内经》提出的禁针穴主要有以下几个：脑户、廉泉、上关、气冲、委中、冲阳、手五里、乳中、缺盆、鱼际。共计十穴。若针刺不当，可能导致死亡、气胸、聋哑、肿胀、晕厥、大出血、溃脓等不良后果。如《素问·刺禁论》记载："刺缺盆中内陷气泄，令人喘咳逆。""刺头中脑户，入脑立死。"王冰注："脑户，穴名也。""刺舌下中脉太过，血出不止为瘖。"马莳注："舌下者，廉泉穴也。""刺客主人内陷中脉，为内漏为聋。"王冰注："客主人，穴名也，今名上关。""刺气街中脉，血不出，为肿鼠仆。"吴昆曰："气街，穴名，一名气冲。""刺郄中大脉，令人仆脱色。"马莳

注："腘中者，委中也。""刺腘上中大脉，血出不止死。"马莳注："腘上，足面也。刺腘上者，刺冲阳脉也。冲阳穴为胃经之原，若刺此穴者，误中大脉，以致血出不止，则胃为五脏六腑之大海，其气渐衰，必至于死也。""刺乳上中乳房，为肿根蚀。""刺缺盆中内陷气泄，令人喘咳逆。""刺手鱼腹内陷为肿。"手五里也是古代禁针穴位："夺阴者死，言取尺之五里，五往者也。"（《灵枢·小针解》）"阴尺动脉在五里，五腧之禁也。"（《灵枢·本输》）后世《针灸大成》所归纳的禁针穴与《黄帝内经》相比，明显增多。《针灸大成》的禁针穴位主要归纳在《针灸大成·卷之四·禁针穴歌》中："脑户囟会及神庭，玉枕络却到承灵，颅息角孙承泣穴，神道灵台膻中明。水分神阙会阴上，横骨气冲针莫行，箕门承筋手五里，三阳络穴到青灵。孕妇不宜针合谷，三阴交内亦通论，石门针灸应须忌，女子终身孕不成。外有云门并鸠尾，缺盆主客深晕生，肩井深时亦晕倒，急补三里人还平。刺中五脏胆皆死，冲阳血出投幽冥，海泉颧髎乳头上，脊间中髓伛偻形。手鱼腹陷阴股内，膝膑筋会及肾经，腋股之下各三寸，目眶关节皆通评。"在这首歌赋中，包括孕妇禁针穴与女子禁针穴，如脑户、海泉、上关（客主人）、气冲、冲阳、手五里、乳中、缺盆、鱼际（手鱼腹）、囟会、神庭、玉枕、络却、承灵、颅息、角孙、承泣、神道、灵台、膻中、水分、神阙、会阴、横骨、箕门、承筋、三阳络、青灵、云门、鸠尾、肩井、颧髎，以及孕妇禁针穴合谷、三阴交，女子禁针穴石门（针刺可导致女子终身不孕）。

《黄帝内经》重视针刺深浅与疗效及安全性的关系。《素问·刺要论》认为，针刺深浅不当，可使五脏功能紊乱，继而发生严重的疾病："浅深不得，反为大贼，内动五脏，后生大病。"

针刺的深浅必须联系患者体质类型来确定，对于不同体型的患者，为了提高临床疗效，避免医疗事故，针刺的深度也应当适当地调整。人有白黑、肥瘦、小长之别，体质强弱胖瘦和年龄大小不同，其气血之盈衰、皮肉筋骨之坚脆也有差异，因此针刺浅深不能一概而论，如《灵枢·经水》曰："其可为度量者，取其中度也，不甚脱肉而血气不衰也。若失度之人，消瘦而形肉脱者，恶可以度量刺乎？审切循扪按，视其寒温盛衰而调之，是谓因适而为之真也。"

《灵枢·终始》也对患者胖瘦与针刺的深度做了说明，认为即使在同一季节，如果患者的体质不同，那么针刺的深浅也会有所不同。对于体肥肉厚的患者，不论在哪个季节，都应采用一般在秋冬时才使用的深刺法，而对于体瘦肉薄的患者，则不论在哪个季节，都要采用一般在春夏时才使用的浅刺法："故刺肥人者，

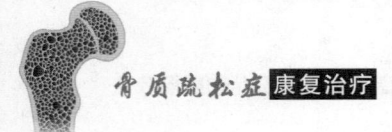

以秋冬之齐，刺瘦人者，以春夏之齐。"

经脉是气血运行的通道，气有清有浊，清气滑利，浊气沉涩，气在十二经脉流行，《灵枢·阴阳清浊》云："清者注阴，浊者注阳。……刺阴者，深而留之刺阳者，浅而疾之。"提出在针刺的时候，要根据经脉的不同确定针刺深度，阳经宜浅刺，阴经宜深刺。《灵枢·经水》指出经脉有远近浅深以及气血多少等方面的差别，用针刺经脉穴位治疗疾病时，十二经各自有最适宜的进针深度，《黄帝内经》警示，针刺的深度和留针的时间超过了一定的限度，会使元气虚脱："夫经水之应经脉也，其远近浅深，水血之多少各不同，合而以刺之奈何？岐伯答曰：足阳明，五脏六腑之海也，其脉大血多，气盛热壮，刺此者，不深弗散，不留不泻也。足阳明刺深六分，……足太阳深五分，……足少阳深四分，……足太阴深三分，……足少阴深二分，……足厥阴深一分，……手之阴阳，其受气之道近，其气之来疾，其刺深者，皆无过二分。……刺而过此者，则脱气。"(《灵枢·经水》)阳经浅刺，阴经深刺是十二经脉针刺深浅的总原则，但临症时也不可过于拘泥，应根据实际情况区别对待。

《黄帝内经》认为，针刺深浅必须与病位深浅相应，病在表应当浅刺，病在里应当深刺，各应到达疾病所在的部位，而不能违背这一法度："黄帝问曰：愿闻刺要。岐伯对曰：病有浮沉，刺有浅深，各至其理，无过其道，过之则内伤，不及则生外壅，壅则邪从之。"(《素问·刺要论》)《灵枢·官针》也指出了针刺深浅与病位不相应时造成的危害："疾浅针深，内伤良肉，皮肤为痈病深针浅，病气不泻，反为大脓。"《黄帝内经》常用毫毛腠理、肌肉、脉、筋、骨、髓来表示疾病病位的深浅。在针刺时，要根据相应的病位来确定针刺的深度，不能攻伐太过，以免产生不良后果，《黄帝内经》把违背这一原则的不良后果详细罗列了出来，但是否真的会产生这些不良后果，尚需进一步研究："病有在毫毛腠理者，有在皮肤者，有在肌肉者，有在脉者，有在筋者，有在骨者，有在髓者。是故刺毫毛腠理无伤皮，皮伤则内动肺，肺动则秋病温疟，泝泝然寒栗。刺皮无伤肉，肉伤则内动脾，脾动则七十二日四季之月病腹胀，烦不嗜食。刺肉无伤脉，脉伤则内动心，心动则夏病心痛。刺脉无伤筋，筋伤则内动肝，肝动则春病热而筋弛。刺筋无伤骨，骨伤则内动肾，肾动则冬病胀腰痛。刺骨无伤髓，髓伤则销铄胻酸，体解亦然不去矣。"(《素问·刺要论》)《素问·刺齐论》也有与以上相似的条文。《灵枢·小针解》及《灵枢·九针十二原》也指出，皮、肉、筋、脉各有一定的部位，每种病应该有不同的针刺深度，还进一步说明了病在浅表者不宜深刺的原因是如果刺得过深，邪气反而会随之深入，而加重病情。"夫气之在脉也，邪气在上，浊气在中，清气在下。故针陷脉则邪气出，针中脉则浊气出，针太深则邪气反沉，病益甚。故曰皮肉筋脉，各有所处，病各有所宜，各不同形，各以任其所宜。"（《灵枢·九针十二原》）"针太深则邪气反沉者，言浅浮之病，不欲深刺也。深则邪气从之入，故曰反沉也。"（《灵枢·小针解》）

《灵枢·本输》曰："甚者深取之，间者浅取之。"就是说病情严重针刺的应深刺，否则病气不除，病情轻微的就应浅刺，否则引邪深入，都会引发不良后果。针刺的深浅与病性的虚实相关，《灵枢·终始》指出实证要深刺，才能泻去邪气，虚证要浅刺，以避免使邪气深入，避免精气泻出。"补须一方实，深取之，……一方虚，浅刺之，……脉实者，深刺之，以泄其气脉虚者，浅刺之，使精气无得出，以养其脉，独出其邪气。"（《灵枢·终始》）

与内脏或其他重要部位临近的穴位，针刺的深浅尤须谨慎，如风府、哑门穴，不能针太深，以免误伤造成医疗事故。详见上文"部位禁忌"和"穴位禁忌"。

总之，针刺深浅必须遵循一定的准则，临证时要根据病位的不同衡量针刺的深度。因为其一，针刺的深浅与疗效密切相关，其二，针刺的深浅与针刺的安全性着密切相关。

（二）推拿疗法的禁忌证

推拿疗法虽然安全度大，适应范围广泛，但并非所有病症都适合此疗法，推拿施术人员在临床上不仅应掌握其适应证，还应知其禁忌证。《黄帝内经》中对不可按或按之无益的病证有多处记载，《素问·举痛论》曰："寒气客于经脉之中，与灵气相薄则脉满，满则痛而不可按也，寒气稽留，灵气从上，则脉充大而血气乱，故痛甚不可按也。"这是寒邪侵袭经脉之中，和人体本身的热气相互搏争，导致经脉充满，脉满为实，因此不任压迫。《素问·调经论》曰："血气与邪并客于分腠之间，其脉坚大，故曰实。实者外坚充满，不可按之，按之则痛。"这种邪气与血气搏结于分肉之间而致的实证，其受邪部位表面多坚实充满，也是不可按的。《素问·举痛论》曰："寒气客于侠脊之脉则深，按之不能及，故按之无益也。"这种属于寒邪侵袭部位较深，按揉难以达到病所，因此按之也无济于事。《黄帝内经》中还有伏梁病可因推拿致死的记载，即《素问·腹中论》中所言："帝曰：伏梁何因而得之？岐伯曰：裹大脓血，居肠胃之外，不可治，治之每切按之致死。"伏梁病，因其病伏藏于腹中，如强梁之坚硬，故名。王冰对此病每切按之致死解释为："以裹大脓血，居肠胃之外，按之痛闷不堪，故每切按之致死也"。此处伏梁病即指胃脘部的脓性包块，在当时情况下，这种病一般不好治或难治。此段经文科学地提出绝对不能用按摩局部包块的方法治疗此病，因为过于按压可使脓毒扩散，邪气弥漫，病情恶化，最终可因脓毒败血症而死亡，此禁忌直至今天仍为临床推拿医生所遵行。《黄帝内经》对此的记载是推拿疗法使用不当而致意外的最早记载。随着推拿疗法的不断发展，推拿的禁忌证也越来越明确。某些急性损伤的疾病，如中枢神经损伤，内脏挫裂伤，骨折早期、软组织损伤的出血期，皮肤破裂等；某些出血性疾病，如外伤性出血、消化道出血、尿血等；某些感染性疾病，如骨髓炎、脑脓肿、化脓性关节炎等；某些急性传染病，如肝炎、肺结核等；以上多类病症推拿后将会导致患者病症加重，因此均不应使用推拿疗法。烫伤与溃疡性皮炎的局部、肿瘤、截瘫初期及孕妇的腹部、腰骶部与臀部均禁止推拿；妇女月经期间小腹部及腰骶部均不宜或慎用推拿；年老体虚，久病体虚，或过饥过饱，酒醉后均不宜用过重手法推拿。

　　《黄帝内经》在"天人一体"整体观念的思想基础上，提出了顺应自然的养生原则，如《素问·金匮真言论》中提出的"冬不按跷"即遵循了自然界生长收藏的规律，其中记载到："故春善病鼽衄，仲夏善病胸胁，长夏善病洞泄寒中，秋善病风疟，冬善病痹厥。故冬不按跷，春不鼽衄，春不病颈项，仲夏不病胸胁，长夏不病洞泄寒中，秋不病风疟，冬不病痹厥，飧泄，而汗出也。"这里提到冬不按跷，后世医家对此多有阐释，隋代杨上善在《黄帝内经太素》中提到："夫冬伤寒气在于腠理者，以冬强勇按跷，多劳困，腠理开，寒气入客。今冬不作按跷，则无伤寒"；唐代王冰对此解释为："然扰动筋骨，则阳气不藏，春阳气上升，重热熏肺，肺通于鼻，病则行之，故冬不按跷，春不鼽衄"；明代张介宾在《类经》中亦提到："按跷，谓按摩肢节以行导引也。三冬元气伏藏在阴，当伏藏之时而扰动筋骨，则精气泄越，以致春夏秋冬各生其病。故冬宜养藏，则春时阳气虽升，阴精自固，何有鼽衄及如下文之患。"清代高士宗在《黄帝素问直解》中亦说道："四时之气，春生冬藏，故冬不按跷，则冬藏而经俞不虚，是以春不病鼽衄，春不病鼽衄，冬藏之力也。"明代冯时可在《雨航杂录》中将"冬不按跷，春不鼽衄"解释为："盖冬月固密之时，引动枝节，阳气泄越，至生发之候，血遂妄行，故有鼽衄之疾。"上述诸多医家均认为冬天不宜按跷，而且对不顺应冬天伏藏之性而恣意进行按跷所导致的不良后果作出解释，大多认为：冬天万物蛰藏，阳气潜藏于内，冬令时节进行按摩会扰动身之阳气，使精气泄越，以致春病鼻衄。《素问·四气调神大论》曰："冬三月，此谓闭藏，水冰地坼，无扰乎阳……去寒就温，无泄皮肤，使气亟夺，此冬气之应，养藏之道也。"冬令闭藏，人与之相适应而气机内伏，此时治病养生就应当顺应自然界万物收藏的特性，敛阳护阴，不应扰动身之阳气。阳气对人体的重要性正如《素问·生气通天论》中所描述的："阳气者，若天与日，失其所，则折寿而不彰。"此篇中还提到扰动阳气后所出现的严重不良后果："阳气者，烦劳则张，精绝，辟积于夏，使人煎厥。目盲不可以视，耳闭不可以听，溃溃乎若坏都，汩汩乎不可止。"这都提示我们要注意保护人体阳气，尤其在阳气潜藏于内的冬令时节，更应注意避免扰动阳气。不过，"冬不按跷"也并非绝对的法则，只是给我们的直接提示是冬天推拿按摩一定不可过度，以免扰动精气外泄而产生不良后果；给我们的间接提示便是按摩推拿应避免烦劳，以免扰动身之阳气。

　　历代对推拿禁忌的散在论述非常少，主要有以下几例。较早的见于《中藏经》，阐述的是按摩导引宜忌："夫病者，有宜按摩者，有宜导引者。导引，则可以逐客邪于关节；按摩，则可以驱浮淫于肌肉。宜导引而不导引，则使人邪侵关节、固结难通；宜按摩而不按摩，则使人淫随肌肉，久留不消。不当导引而导引，则使人真气劳败、邪气妄行；不当按摩而按摩，则使人肌肉酸胀、筋骨舒张。大凡治疗，要合其宜；内无客邪，勿导引；外无淫气，勿按摩。"华佗十分重视按摩推拿，将按摩推拿作为主要的临床疗法之一。主张各种治法宜因病而施，而按摩推拿治病的主要机制是"可以驱浮淫于肌肉"，所以"外无淫气勿按摩"。如按摩失治，即"宜按摩而不按摩，则使人淫随肌肉，久留未消"；而按摩误治，即"不当按摩而按摩，则使人肌肉瘐胀，筋骨舒张"。比较晚的可见于明代高濂的《遵生八笺·卷九·延年却病笺上》："高子曰：人身流畅，皆一气之所周通。气流则形和，气塞则形病。"故《元道经》曰："元气难积而易散，关节易闭而难开。人身欲得摇动，则谷气易消，血脉疏利。仙家按摩导引之术，所以行血气，利关节，辟邪外干，使恶气不得入吾身中耳。传曰：户枢不蠹，流水不腐。人之形体，亦犹是也。故延年却病，以按摩导引为先。"这里阐述的是按摩导引作为延年却病之法，其机制是"行血气，利关节，辟邪外干"。明代冯时可的《雨航杂录》也说："按摩为养生之一术，劳役者资之而血不越乱，佚惰者资之而气不壅滞。"《修昆仑证验》是仅有的几本成人推拿专著之一，为清代天休子所著。书中发挥了"揉积论"："夫微之显者，积也。人身皮里膜内必有津液滋润其间，乃气血之所生也。及气血因感伤而停滞，则津液变涎沫以凝结，气血可以复通，凝结不能再解，潜孳暗长，无减有增，此积之所由成也。……凡百病症，

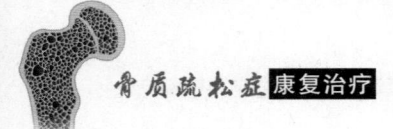

皆以气血为主，通则无，不通则积，新则积小，久则积大。不论大小内外病症，果能揉之，使经络气血通畅，则病无不愈者，……"

总结以上论述，按摩推拿的作用机制是驱浮淫于肌肉，行血气利关节，可以用来治疗积证。值得注意的是按摩推拿如果使用不当，会使人"肌肉痠胀，筋骨舒张"。

现代按摩推拿也认为在治疗疾病时，要有一个安静舒适的治疗环境，避免恐惧、不舒服等不良影响。如治疗热性病患者，最好在清凉爽快、空气流通的环境下施术；阳气虚、阴气盛的患者，最好在比较温暖的地方施术；七情所伤的患者，应有安静舒心的环境，以安适其心。这虽似小事，但对按摩推拿治病有很大的影响。又如，同是风湿性关节炎，在干燥的地区，手法宜轻些，在潮湿的地区，手法就应适当地加重，施术时间也应长些。与季候相应的如在冬季寒冷，阳气内敛时，应尽量避免揉三阴交、掐血海、阴陵泉、涌泉等滋阴手法，以免损伤阳气，招致寒邪入侵；夏季炎热，阳气外泄，若多用开天门、运太阳、拿风池、掐大椎等手法，则会伤津耗气，故亦应避免此外，为了和季节相应，甚至在按摩推拿介质的使用上也应该有所不同，比如夏天常用水剂、滑石粉、薄荷水和鸡蛋清等，冬天常用姜汁、葱汁和酒类等，四季则可通用香油和传导油等。

当论及人和社会环境的密切关系时，如前面所提及，在"民食杂而不劳"的情况下，人们是适合推拿的。推拿诊疗过程中也应注意到社会环境对人的影响，实际上推拿针对不同人群其治疗作用不尽相同，《雨航杂录》中说："按摩为养生之一术，劳役者资之而血不越乱，佚惰者资之而气不壅滞。"而且根据《黄帝内经》，医者还应注意到患者贵贱、贫富、苦乐的情况，以避免诊治上的过失。《素问·疏五过论》中说："故贵脱势，虽不中邪，精神内伤，身必败亡。始富后贫，虽不伤邪，皮焦筋屈，痿躄为挛。医不能严，不能动神，外为柔弱，乱至失常，病不能移，则医事不能行。"

三、治疗方式的选择

（一）针灸疗法的优势

目前，国内外对骨质疏松症的防治，主要从抑制骨吸收和促进骨形成入手，抑制骨吸收的药物有雌激素、降钙素、双磷酸盐类等；促进骨形成的药物有氟化物、酮类化固醇激素、甲状旁腺激素（PTH）等。这些药物或由于副反应大，或因疗效并不十分确定，或者由于价格昂贵，一般人难以长期服用等缺点，故均非理想药物。而传统的针灸疗法根据"肾主骨生髓，为先天之本""肝肾同源"的理论为指导，通过刺激相关的穴位，在提高骨质疏松症内分泌性激素水平、调节骨代谢、增加骨密度、缓解疼痛等方面，经大量临床应用和动物实验已获得比较肯定的疗效，是防治原发性骨质疏松症的一种安全有效、副反应小、价格便宜的方法，具有西药所无法比拟的优势。

中医主张在"整体观念"的指导下辨证论治。《灵枢·根结》云："痿疾取之阳明。"中医根据"肾主骨生髓"理论认为肾虚是骨质疏松症的关键，兼有肝脾不足。由于肾精亏虚，骨髓生化乏源，骨髓失养，骨矿物质含量下降所致，治疗应从补肾着手，同时重视标本兼治。补肾的基础上重视健脾养胃法的运用，可取得良好的疗效。针灸临床以补肾为主，同时调补肝脾，并辅以活血通络之法补养先天和后天之本，疏通全身经络以达阴阳调和之效，配合对症治疗。由于骨质疏松症的病因众多，病机及临床表现很复杂，选穴首先应辨证论治，确定病变之深浅，病性之寒热虚实，进而确定治疗原则、腧穴及补泻手法。其次应辨证加辨病相结合，骨质疏松症的类型也很多，故在辨证论治的前提下还要结合现代医学对该病的认识，有针对性选用穴位。再则是对症选穴，针对骨质疏松症常见的腰背痛、骨痛等临床症状选用适当的穴位。

（二）针灸疗法治疗骨质疏松的选穴依据

针灸治疗骨质疏松症常选用足太阳膀胱经、督脉、足阳明胃经、足太阴脾经、足少阴肾经、足少阳胆经、任脉等经穴。根据《黄帝内经》五行系统理论，肾主骨的理论属于整体观念的范畴。而肾与髓、骨、脑之间生理和病理之间的联系有一个中间的通道为经络。从临床经络辨证中，对足少阴肾经、足太阳膀胱经与足太阴脾经和足厥阴肝经进行比较研究，证明骨质疏松属于足少阴和足太阳经病之列。而足太阳经从头顶入里络于脑，回出分开下行项后，沿着肩胛部内侧，夹着脊柱，达腰部，从脊分肌肉进入体腔，联络肾脏，属于膀胱，其项的支脉至小趾外侧端（至阴）与足少阴肾经相接，足太阳经走行从头走足，与肾脏、肾经相通；体内各脏腑均通过足太阳经之腧穴与其脉气相通；八会穴之一骨会穴大杼所属足太阳经。故此，针灸足太阳经之腧穴就能起到调治体内各脏腑之疾，改善骨质疏松症。

针灸治疗原发性骨质疏松症最常用的穴位是：肾俞、足三里、脾俞、三阴交、命门、太溪、大椎、关元、关元俞、悬钟、神阙、百会、夹脊穴、大杼、肝俞、膈俞、气海俞、腰阳关，此外，涌泉、血海、太白、胃俞、委中、阳陵泉、三焦俞、至阳等也有涉及。其中，肾俞、脾俞、足三里使用频率最高。以缓解疼痛为目的的取穴多以疼痛好发部位局部选穴，配合循经取穴。耳穴有肝、脾、肾、内分泌、卵巢、子宫等。

1. 骨质疏松中肝肾不足证的取穴

【组成】悬钟穴、肾俞穴、命门穴（图 2-1）。

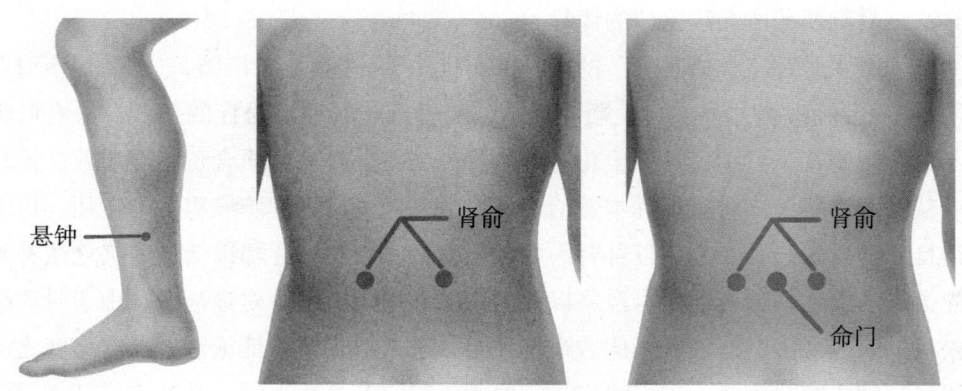

图 2-1 悬钟、肾俞、命门穴位分布

【用法】悬钟穴直刺 1~1.5 寸、肾俞穴、命门穴朝脊柱方向斜刺 0.5~1 寸。诸穴俱行补法，留针 30min，间断行针。

【功用】补肝益肾，益精填髓。

【主治】本方适用于肝肾虚弱、髓海不足导致的骨质疏松。症见腰膝酸软疼痛，筋骨萎软，肌肉瘦削，步履乏力，舌红少苔，脉细无力。

【方解】悬钟穴，又名绝骨，为足少阳经脉穴，乃髓气聚者之处，又名"髓会"，为八会穴之髓会，具有行气血、通经络、填精益髓之功效。肾生髓，主骨，而腰为肾之府，因此针刺悬钟穴可以治疗腰腿痛。《难经疏》曰"髓病治此"，取之以补髓壮骨；《扁鹊心书》曰："灸悬钟三百壮，以保肾气。"《难经集注》认为绝骨乃"人之根元也，精神之所载"。《天星秘诀》有云："足缓难行先绝骨，次寻条口及冲阳。"《标幽赋》曰："悬钟、环跳，华佗刺蹙而立行。"肝血得养，肾精得充，则筋骨自然强健。

【加减】若肺热叶焦，津不敷布，加孔最、尺泽（图 2-2）；脾虚食少，饮食不为肌肉，加脾俞、胃俞（图 2-3）；阴虚内热、盗汗，加复溜、照海；湿热下注加阴陵泉（图 2-4）；上肢瘦弱无力加曲泽、内关、太渊、鱼际（图 2-5）。

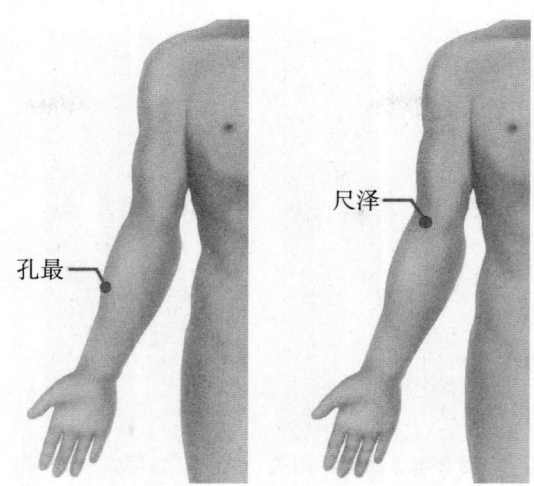

图 2-2　孔最、尺泽穴位分布

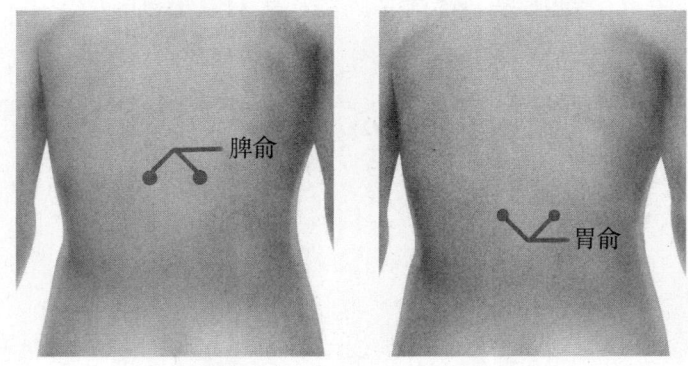

图 2-3　脾俞、胃俞穴位分布

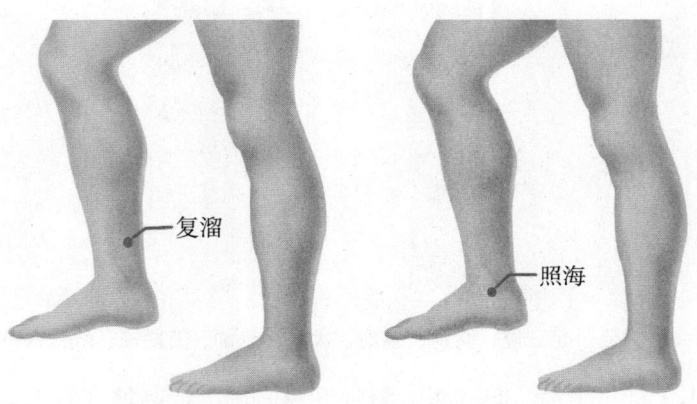

图 2-4　复溜、照海穴位分布

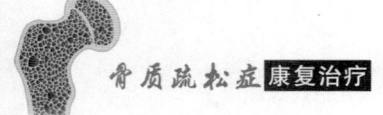
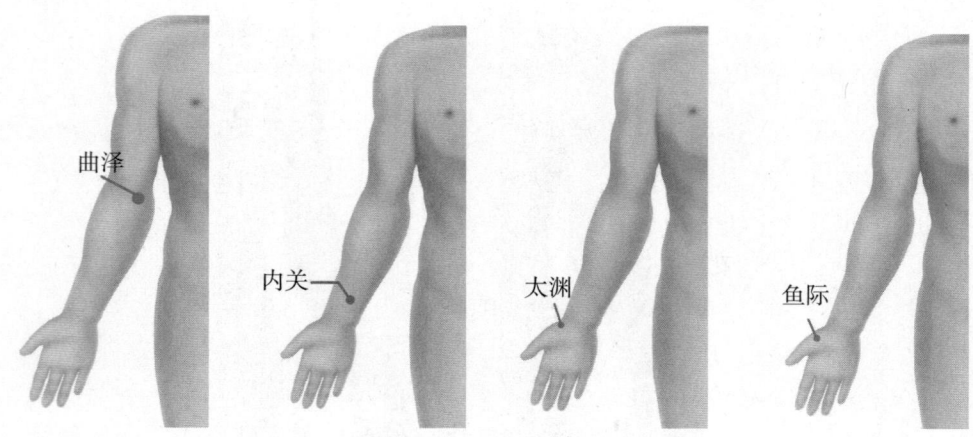

图 2-5　曲泽、内关、太渊、鱼际穴位分布

2. 绝经后骨质疏松症的取穴

【组成】关元、足三里、肾俞、膈俞、大杼、悬钟、三阴交、肝俞（图 2-6）。

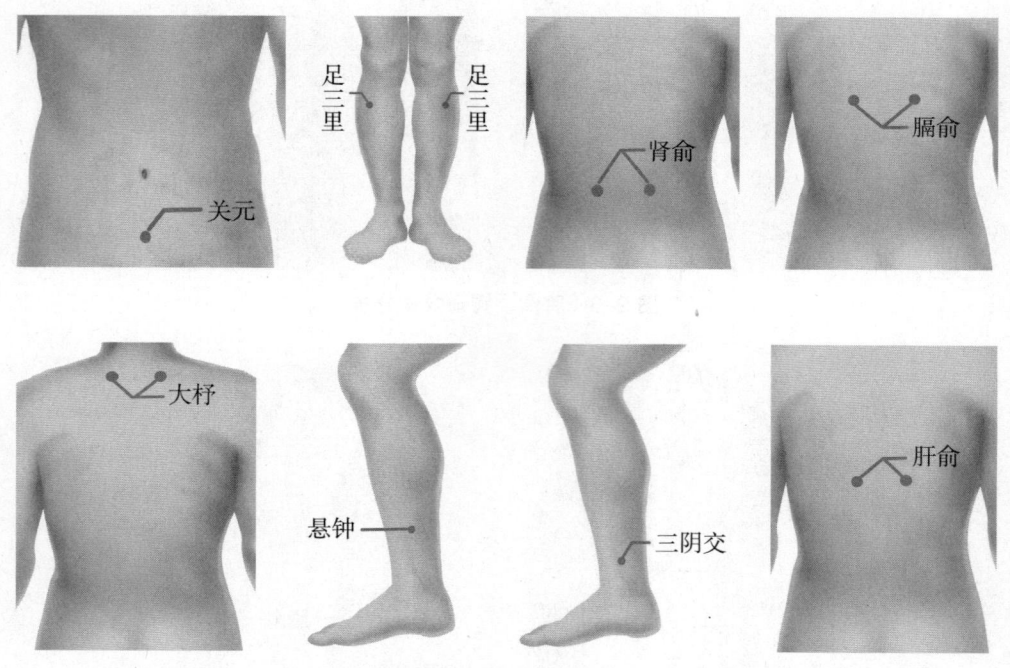

图 2-6　关元、足三里、肾俞、膈俞、大杼、悬钟、三阴交、肝俞穴位分布

【用法】大杼、肾俞、足三里、悬钟针灸并用，针刺得气后施以温针灸，每穴灸 1cm 艾条 2 壮；肝俞、三阴交单用针刺治疗；关元只灸不针，每次予艾条

温和灸 30min。针刺以提插捻转补法为主，留针 30min，间断行针。

【功用】补肾健脾、固土培元、通经活络、强筋壮骨。

【主治】本方适用于绝经后肾虚肝弱，素禀不足，脾虚血少，气滞血瘀，舌红少苔，脉沉涩。

【方解】关元与足三里配合，以调补先后天，固护正气取膈俞穴八会穴之一、肾俞穴及骨之会大杼穴八会穴之一，调和气血，疏通经络，通泻病邪。诸穴合用，固先天，补后天，和气血，利腰脊，通经络止疼痛，使正气得固，邪气得除，经络通利而疾病向愈。

（三）推拿疗法的优势

推拿疗法，虽然产生于两千年前，但一直有效地应用于现代临床，显示出强大的生命力，其原因就在于推拿这一古老的中医疗法相对于现代医学及其他疗法有着难以取代的优势，对现代临床具有重要的启发意义。

推拿疗法的出现早于针药，且一直广泛应用于临床，其经久不衰的重要原因是其尊重和发挥机体自身的调节能力，即利用机体的自然痊愈能力来防病治病。这说明中医学对人体的自愈能力早有认识，也历来重视调动和发挥机体的自身调节能力来防治疾病，如早在西汉后期就有"有病不治，常得中医"的说法，即是指有病可不用医药，依靠机体的自我调节能力也能愈病。机体的自我调理能力是其固有的属性和功能，也是机体防病祛病的内在动力，《现代医学概论》指出："治疗学的第一原则是自然痊愈力的利用"，可见，任何治疗手段想要取得疗效都要充分利用认得自愈能力。但随着现代医学的发展，机体被认为是一台机器，疾病是机器产生故障的结果，医生的任务则是修理机器，如现在的许多治疗方法多是对机体的干预，主要采用以一定量的化学成分直接拮抗或替代的治疗方法，无视和否定了机体的自愈能力，干扰和伤害了机体自身的调理功能，这也是现今诸多疾病面临治疗困难的一种深层原因。推拿疗法通过各种手法作用于人体后，人体体表的穴位接受各种刺激信息，进一步通过经络和血气的疏通，促进了阴阳的趋和运动，进而调动和激发人体的自愈能力，达到愈病的目的。推拿通过对机体自身调节能力的驾驭和发挥，帮助机体自愈之力来防治疾病，对现今临床有很大启示，也是提高现今治疗水平的突破口。

现今随着新医疗设备和新技术、新药品的引进，导致医疗费用大幅上涨，在很大程度上造成患者看不起病、吃不起药，而推拿疗法有别于其他疗法的是：在操作过程中，不需要特殊的医疗设备，仅凭医生的双手或肢体其他部位和治疗床

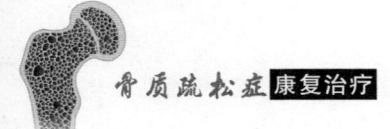

或坐凳就可进行施治，并且不受场地和环境的限制，具有简便易行、成本低廉的优点。推拿疗法还可使患者免受针药之苦，极易被患者接受，在此基础上，各种推拿手法施治于人体后，更容易调动机体的自身调节能力，达到自愈疾病的目的，因此推拿疗法取法自然且疗效显著。在推拿操作过程中，只要手法恰当，操作认真仔细，一般无不良反应和副作用，安全度大。

随着推拿学术研究的深入，推拿疗法在临床上的运用日渐成熟，其临床治疗范围也不断扩大。由于推拿疗法安全易行，疗效明显，推拿也从《黄帝内经》中几种单一的病种逐渐扩大到现在的骨伤、内、外、妇、儿、五官等多个中医学科。70年代初，根据推拿的止痛作用，开展了推拿麻醉。之后，推拿的临床治疗范围继续拓展，许多老年病如神经官能症、糖尿病、高血压、冠心病等多种疾病选用推拿配合治疗，都取得了良好的效果；许多心理疾病、精神障碍类疾病也逐渐成为推拿的适应证。同时，推拿的保健作用也越来越受到现代人的重视，比如在调理亚健康状态、治疗慢性疲劳综合征、减肥、美容、抗衰老等保健与养生方面，推拿起到越来越重要的作用。为满足竞技体育发展的需求，推拿疗法业已延伸至竞技体育之中，推拿疗法对恢复运动员的体能和消除其疲劳，包括心理性疲劳、神经性疲劳、肌肉疲劳等，都有着显著的效果。目前，临床推拿病种主要集中在软组织骨骼系统疾病、消化系统疾病、儿科疾病、急性损伤和外因造成某些后果、神经系统疾病、预防保健与美容类疾病，这也是由推拿作用的特点和性质所决定的。

当下医患关系已经成为被普遍关注的热点问题之一，医患之间缺乏信任，医疗纠纷不断增多，这些均是医患关系紧张的表现，导致这种状况出现的原因众多，但医患之间沟通欠佳是影响良好医患关系的最主要因素。当今医院，医务人员"说的少、问的少、听的少"的现象普遍存在，简单的触诊、叩诊等诊断方法也被先进的医疗设备所取代，这就导致医患之间信息交流不足，存在沟通的壁垒，是导致医患矛盾的主要原因之一。现今是一个快速发展的时代，人们工作压力大，所面临的诱惑又多，即《黄帝内经》所讲"嗜欲无穷，而忧患不止"，此种状态就会导致机体"精神弛坏，营泣卫除，神去之而病不愈"，使治疗难度大大增加，这也是导致医患矛盾不断升级的原因之一，因此，加强医患之间的有效沟通和重视对患者精神的治疗成为解决医患矛盾的重要突破口，而古老的推拿疗法却能给现代医学一个很好的启示。推拿疗法在施治过程中医患之间肢体的触摸能给患者带来身心的愉悦，使患者产生安全感，增进相互间的信任，从心理学角度看，没有比身体上的按抚接触更好的感情交流方式了，这种肢体的抚触使医患之间的沟通达到事半功倍的效果。在此基础上，患者便能更好地按照医生的要求配合施治，并易于接受暗示，此时可对患者进行开导，触动其思想的改变，帮助其建立战胜病魔的信心，即《灵枢·师传》所言"告之以其败，语之以其善，导之以其所便，开之以其所苦"，即运用语言疏导的方法缓解患者的紧张情绪，排除焦虑、抑郁等不良情绪对疾病的干扰，调动其积极的正面情绪，提升整体正气，以达调神驭形的目的，即"施治于外，神应于中"。推拿疗法能够从根本上调治人体之神，进而触发机体的自我调节能力，因而多能当场显效，这也是推拿疗法多能避免医患矛盾的一个主要原因。因此，古老的推拿疗法提示我们在现今临床中仍应重视简单的触诊、叩诊等诊断方法，而不应过分依赖先进的医学诊断设备，并且要尽可能多地与患者进行语言上的沟通，解除患者的精神负担，达到"调治其神"的目的，这些均是建立良好医患关系的有效方法。推拿疗法在诊治过程中，医患之间这种因人而异、灵活机动，处处以患者为中心的沟通方式，也是推拿疗法带给现代医学的巨大启示。

（四）推拿疗法治疗骨质疏松的选穴依据

1. 治疗早期选择肾俞、脾俞、委中穴和阿是穴

肾俞的解剖位置为第二腰椎棘突下旁开 1.5 寸处。脾俞的解剖位置则为第 11 胸椎棘突下，旁开 1.5 寸。根据中医对骨质疏松症发病机制的认识，发病以"肾虚为本、以脾虚为本"，选择"肾俞、脾俞"。肾俞最早记载于《灵枢·背俞》，既是足太阳膀胱经的经穴又是肾的背俞穴。为肾气在背部输注、转输之处。研究发现在骨质疏松症患者用滚法推拿 6 个月，患者腰、髋部的骨密度值得到了提升，降低了 5 年骨折发病率。足太阳膀胱经上的另一个常用穴位脾俞是脾的背俞穴，它具有调整消化道的功能。《四总穴歌》中提到"腰背委中求"，膀胱经将腰背部基本囊括，按照循经取穴："经络所过，主治所及。"委中可以治疗腰背部的大部分疾病，从脏腑辨证来看，委中又是膀胱经的合穴，根据"合治内腑"的理论，膀胱与肾相表里，故腰背部疾病选择委中。阿是穴没有固定的穴位，《灵枢·经筋》曰："以痛为输。"

2. 治疗中期选择阳陵泉、悬钟

《黄帝内经》不仅提出了"肾主骨"，还提出了"少阳主骨"。"肾主骨"是从脏腑方面论述，那么"少阳主骨"就是从经络方面论述。《灵枢·经脉》记载："胆足少阳之脉……是主骨所生病者。"描述的就是骨不承力、预断已折的状态，

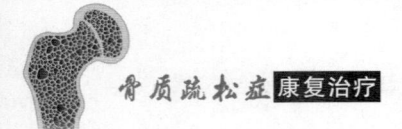

与骨质疏松症增加脆性骨折的发病相类似。阳陵泉、悬钟均位于足少阳胆经上，二穴皆为足少阳经的经穴。阳陵泉的解剖位置为小腿外侧，腓骨头前下方的凹陷处。阳陵泉是筋会，是筋气汇聚之所，是舒筋和壮筋的要穴，而且阳陵泉又为足少阳之合穴。悬钟解剖位置为外踝尖上3寸，腓骨前缘。据《针灸甲乙经》记载别名绝骨，是足三阳络的大络（足太阳、足少阳和足阳明），推拿手法刺激可以振奋一身阳气，又是髓会，善治骨髓疾病。两穴配合使用，筋骨同治。

3. 治疗后期选择足三里、关元

足三里解剖位置为屈膝位，犊鼻（外膝眼）下3寸，距胫骨前缘一横指。关元解剖位置为下腹前正中线上，脐下3寸。手法治疗一段时间后，患者的疼痛就基本能得到很大的缓解，但骨质疏松症是一个进展性的疾病，若不从根本治疗，随着时间的推移，前期的治疗效果往往会反弹。患者普遍出现脾、胃、肾的机能衰退，足三里又名下陵、鬼邪，是足阳明胃经的合穴，阳明经为多气多血之经，善调人一身之气血。足阳明经又属胃络脾，足三里为其经穴，根据"经脉所通，主治所及"的理论，亦用来治疗脾胃病。足三里能健脾和胃，益气养血，调理气机，通筋活络，扶正固元，为全身强壮之要穴。足三里对胃的刺激作用明显。临床试验证明点穴推拿足三里穴使胃蠕动有力而规律的同时调节胃酸和胃蛋白酶的分泌平衡，增加消化酶的活力。关元位于人体阴阳元气交关之处，五脏六腑的温煦主要依靠元气的功效，而关元穴是真元之根，元气的关隘。生命之所系，一身元气之所在，是调和气血、补肾固元的要穴。后期刺激这两个穴位，巩固前期治疗效果。研究证实连续治疗3个月后，骨质疏松患者的骨密度值明显上升。

4. 推拿操作

推拿治疗以轻推拿按摩法治疗为主，不用侧扳、斜扳等动作。受试者取俯卧位，腹部用一枕头垫高腰部使其放松平坦。医生站在一侧，手法以滚法为主，由上而下地来回在腰背部两侧操作，5min左右，用拿捏手法交替在脊柱两侧膀胱经部位来回操作5min，来放松腰背肌肉，点按背俞穴、至阳、命门、腰阳关、承扶、委中等处，以患者感到微微酸楚为佳，双手掌各放于背部，大拇指腹从督脉向膀胱经方向推，自上向下推3min，以热透腹胸部。最后以空掌拍打腰部背3次结束手法。2天1次，每次20min，15次为1个疗程，共2个疗程。

分析：轻推拿按摩法的主要作用缓解肌肉痉挛，放松止痛，活血祛瘀，温通经络。滚法产生的力作用于肌肉层，刚柔相济以柔为主，接触面积大，压力大，放松的同时增强关节被动活动范围，缓解局部肌肉痉挛，消除疲劳。点法作用刺激量大，通经活络，通行脏腑，调理气机。拿捏、空掌拍和推法主要够缓解骨质疏松所致的骨痛、腰背痛等症状，改善患者的衰老症状，提高骨质疏松患者的骨密度等。

第四节　物　理　治　疗

一、物理治疗的作用

（一）物理治疗的生物物理学基础

骨质疏松症是一种骨量减少，骨显微结构破坏，脆性增加，使之容易发生股骨颈、椎体和腕部骨折的全身性骨疾病。目前对该疾病主要强调药物预防和治疗。然而，越来越多的证据显示，物理治疗可提供一种安全、有效地抑制并在一定年龄段内逆转骨质疏松的方法，使骨量增加而不破坏骨的重建过程。

成年骨骼负责的皮质骨和松质骨形态有以下三个方面的特点，即具有结构上的强度、具有代谢优势的最少物质量和作为机体的主要矿物质库。三个方面相互对抗而互不关联，通过特定部位骨组织的形成或吸收来维持平衡，随着年龄的增长表现为全身性的骨吸收因子（如甲状旁腺激素）从骨中释放钙，以及产生于骨骼功能中的生物物理因素（例如机械应变、压力产生的电荷）刺激作为局部成骨因子二者之间的平衡，如果骨吸收大于骨形成，骨骼结构破坏，就可能变得不足以承受正常的功能性载荷。

骨质疏松症的临床表现为在骨骼特定的承载部位（如股骨颈、腰椎）支持该疾病是骨形态／功能关系失常。令人不解的是尽管该疾病的自然进程表现为局灶性，但目前广泛采用的却是全身性治疗。这些治疗通过抑制或促进全身骨骼细胞的动力学因素而发挥作用，这与局灶性病因需要局灶性治疗的策略不符。骨的质和量同等重要。理想的治疗方法应结合正常骨代谢的各个方面，即以特定部位的治疗方案为目标，抑制和恢复骨丢失而不扰乱骨重建细胞之间灵敏的相互作用，使之达到正常骨重建平衡的水平，而不能忽略其中任一环节。

对于骨质疏松症的治疗，生物物理的作用与药物治疗形成鲜明的对比。骨生成的原则是形成有效的骨骼结构以承载载荷，而骨质疏松则表现为特定部位的骨质丢失明显，这意味着如果我们能够深入了解例如骨骼的生物物理学性质、骨的

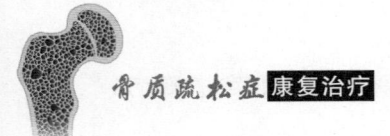
适应性、力和电刺激对骨组织结构的影响、衰老相关肌肉动力学等骨重建的生物物理学作用机制，将推动整个生物物理学方法在治疗这种疾病中的有效应用。

（二）物理治疗的作用

1. 物理治疗对骨密度的改善作用

随着生物物理学的研究成果陆续揭晓，我们已经明确压电效应、骨皮质血流量及应力负荷对骨密度的变化有着十分密切的关系，而物理治疗所产生的压电效应及对骨皮质血流量、应力负荷可能产生积极的影响，如提高骨量用紫外线疗法、氟钙导入等。

2. 物理治疗对骨质量的维持作用

骨骼即使在幼年或成年期间，卧床6周以上即可使尿中排钙量增加1倍以上，局部固定不动可使局部骨骼脱钙。防止尿钙排出量增多和局部脱钙的有效方法就是物理治疗。因此，早期进行物理治疗，不仅可维持骨代谢的正平衡，而且可促使骨密质增厚、骨的小梁结构排列更趋向于"受力型"。

3. 物理治疗对软骨的作用

已知软骨并无直接血液供应，其营养主要来自软骨下骨细织的血液和关节液。物理治疗引起的关节活动可对软骨产生"挤压"效应，从而使软骨获得足够的营养。同时，物理治疗引起的各种运动还可保持关节液的营养成分。若长期固定不动，即可引起关节囊挛缩，关节液变稀，其中长链的透明质酸和硫酸软骨分子裂解，从而降低软骨的营养，再加上缺乏"挤压"效应，常可使软骨脱钙脆变，最终使关节形态破坏，进而造成关节功能障碍。因此，物理治疗在维持关节的功能和形态上起了重要的作用。

（1）止痛物理因子具有较好的止痛效果。OP最常见的症状就是疼痛，如何缓解疼痛乃当务之急，非甾体类抗炎镇痛药对绝大部分身患OP的老人家来说是不可能长期使用的，因此选择性地应用各种物理因子对OP引起的急慢性疼痛应作为首选方法。OP疼痛最常见原因：①骨量减少；②软组织损伤、继发性骨折；③静脉淋巴管瘀滞回流障碍；④疼痛引起交感性静脉痉挛。

（2）减少瘢痕和组织粘连，改善肢体的功能活动，主要指骨折愈合后组织的挛缩、畸形所形成的功能障碍。

（3）改善局部血液循环、促进骨折愈合、预防小腿深静脉血栓形成。

（4）增强局部应力负荷、促进钙磷沉聚。

（5）增强肌力、防止肌肉挛缩。

（6）促进神经修复。

（7）防止继发性骨质疏松。

二、适应证与禁忌证

（一）物理治疗骨质疏松症的适应证

（1）疼痛：由骨量减少、骨密度降低引起的冷、麻、酸、痒、胀等各种疼痛。

（2）感觉障碍：如肢体麻木、冷感、烧灼感等。

（3）肌力下降、运动障碍等。

（4）功能障碍如腰、髋关节活动受限。

（5）骨小梁显微骨折、髋骨骨折、桡骨骨折、肱骨骨折。

（6）原发性骨质疏松症，包括绝经后骨质疏松症和老年性骨质疏松症。

（7）继发性骨质疏松症，继发于以下情况的。

1）失用症：全身性包括长期卧床、肢体瘫痪、骨折术后制动、宇宙飞行失重，局部性包括局部病损或制动。

2）骨与关节疾病。

3）内分泌源性疾病。

4）骨髓疾病。

5）营养缺乏性。

6）肝肾胃药肠的慢性疾病。

7）药物性：包括酒精。

8）高血压与高脂血症。

9）肿瘤。

（8）特发性骨质疏松症，包括青少年和成年特发性骨质疏松症。

（二）物理治疗骨质疏松症的禁忌证

恶性肿瘤患者、孕妇的腰腹部、心脏起搏器携带者、体内局部金属异物者、出血或有出血倾向者、对电流不能耐受者。

三、物理治疗分类

（一）脉冲电磁场

脉冲电磁场以其无创伤、无感染、治疗简便、副作用小等优点在骨质疏松的

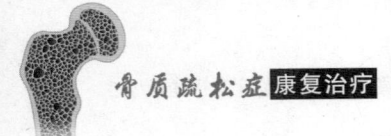

防治中日益受到人们的关注与重视。

1. 脉冲电磁场防治骨质疏松症的动物实验研究

自 20 世纪 50 年代发现骨是具有压电效应的物质以来，骨与电的关系不断得到重视，人们用大量实验揭示了电磁场对骨的影响。1989 年，Bassett 总结 20 多年脉冲电磁场治疗的实验研究，用 Wolff 定律归纳了其机制，认为生物电在骨的代谢和重建中具有十分重要的意义，预言脉冲电磁场在治疗骨质疏松具有良好的应用前景。Rubin 等在进行脉冲电磁场对废用性骨质疏松的系列研究时，使火鸡的左侧尺骨负重 8 周制成模型，通过每天 1h 的治疗，8 周后发现骨形成效应明显。得出了骨重建反应与诱导应变频率的关系，指出骨形成，骨吸收的量及其位置均依赖于刺激的频率，刺激骨膜表面成骨最大为 1Hz，但随频率上升所刺激的外骨膜新骨形成能力下降。证明了最有效的电磁场与正常功能活动频率相近。Takayama 等在研究代谢性骨质疏松时观察到 15Hz 的方波电磁场能明显增加去势鼠的骨重量，通过测定骨钙及其他骨矿物的含量发现，脉冲电磁场能明显减少骨丢失。Li 等将去坐骨神经支配的大鼠置于 60Hz、10V 峰值的电磁场中，通过对其胫骨的湿重、干重、灰重、皮质面积、皮质厚度等的测量观察到，脉冲电磁场能逆转大鼠失坐骨神经支配导致的废用性骨质疏松。Zati 等观察到频率为 50Hz、磁场强度为 3mT 和 7mT 的磁场能减缓去势大鼠的骨丢失，并使骨丢失的量保持在 10% 的范围内。Bilotta 等用脉冲电磁场对去势大鼠进行治疗，4 个月后发现 3mT 能延缓骨丢失，7mT 能防止骨衰退。Sert 等使用 50Hz、1mT 的电磁场对去势大鼠进行为期 6 周的治疗，结果表明胫骨皮质层厚度增加，胫骨中钾、钠成分显著提高，血液碱性磷酸酶增加。Chang 等经组织形态法测定得出极低强度、低频、单脉冲电磁场可抑制切除卵巢大鼠松质骨的丢失和促进骨小梁正常结构的恢复。

国内在脉冲电磁场防治骨质疏松方面的研究直至 20 世纪 90 年代才陆续开展。Chen 等使用去势大鼠研究脉冲电磁场对骨质疏松的影响时发现其在促进骨形成的同时也刺激骨吸收，但促进骨形成的作用大于和早于促进骨吸收的作用，因而能部分恢复已丢失的骨量。Tan 等研究了脉冲电磁场对骨质疏松大鼠模型的治疗作用，结果显示经磁疗的大鼠骨密度明显高于对照组，生物力学性能也有所改善，透射电子显微镜给出的脱钙后骨基质超微结构也表明磁疗效果良好。Tan 等使用脉冲电磁场对去势大鼠行全身磁疗 24 周后，发现脉冲电磁场组的骨密度、骨生物力学性能、弹性模量、骨组织切片三维空间结构与造模组相比均有明显改善。谢肇等系统研究了脉冲电磁场对去势大鼠的影响，发现磁疗可增加去势鼠的骨量，改善骨结构，提高腰椎和股骨的生物力学性能，增强抗骨折能力，提高成骨细胞活性，抑制破骨细胞功能。罗二平等进行的系列研究也得出了脉冲电磁场有益于绝经后骨质疏松症的预防和治疗的结论，且发现其生物效应存在明显的窗口效应和一定的昼夜节律。

2. 脉冲电磁场防治骨质疏松症的细胞机制研究

脉冲电磁场对细胞机制的实验研究以其可精确控制实验条件、可重复性好、可排除动物实验中诸多因素影响的优势得到了科研工作者的广泛关注。目前，脉冲电磁场对骨形成、骨吸收和相关因子的作用已通过体外的细胞实验得到证实。

Satake 等的研究表明，脉冲电磁场能够促进成骨细胞的生长，可通过降低细胞对表皮生长因子的反应，促进骨形成、抑制骨吸收，且发现脉冲电磁场能增加膜基底 Ca^{2+} 的水平，减少细胞内临时 Ca^{2+} 的水平。Fitzsimmons 等将脉冲电磁场作用于从人骨肉瘤分离出的类成骨细胞 TE285，观察到经脉冲电磁场照射 30min，可使胰岛素样生长因子（IGF）的膜受体数量增加，改变膜受体的水平，推测电磁场对骨形成及骨重建的作用可能为电生化机制。Bersani 等在研究脉冲电磁场对质膜的生物学效应时发现，成纤维细胞膜蛋白的分布受磁场影响很大，作用 2h 以上，膜蛋白成明显的聚集状态，提示其促进骨愈合可能与改变膜蛋白分布状态有关。Torricelli 等发现脉冲电磁场能提高成纤维细胞的碱性磷酸酶的活性，刺激其增殖并发生形态学的改变。Tsai 等的研究结果表明，特定参数的脉冲电磁场能够调节 ALP 的活性，并可通过加速 DNA 合成促进成骨细胞增殖。Shankar 等在研究电磁场对破骨细胞生物应答的影响时发现，脉冲电磁场对骨吸收的作用虽通过破骨细胞完成，但成骨细胞的存在为脉冲电磁场诱导骨吸收所必需。Heermeier 等从正常人松质骨中分离出成骨细胞，研究脉冲电磁场对 I 型胶原 mRNA 的表达进而促进骨基质的合成来完成的。Bodamyali 等也观察到骨形态发生蛋白 mRNA 的表达量与脉冲电磁场作用时间直接相关，认为脉冲电磁场促进的成骨作用，可能是通过提高 BMP 水平实现的。Lohmann 等研究发现脉冲电磁场能促进成骨样细胞 MG63 的分化，主要表现为促进骨钙素合成和增加 I 型胶原产出，增加特异性碱性磷酸酶的活性，最终提高细胞外基质小泡的产出。Chang 等的研究表明，脉冲电磁场对破骨细胞的影响与场强有关。

3. 脉冲电磁场防治骨质疏松症的临床应用研究

国内外对脉冲电磁场防治骨质疏松的动物实验和细胞机制研究较多，临床研究相对较少，但应用结果已显示出良好的发展前景。在 Bassett 预言了脉冲电磁场在骨质疏松领域的应用前景后，Tabrah 等首先研究了 72Hz 的脉冲电磁场对有原发性骨质疏松倾向的 20 例绝经后妇女桡骨骨密度的影响，通过对一侧前臂进行每天 10h、持续 12 周的治疗后发现，治疗前、中、后期的桡骨骨密度明显提高，36 周后骨密度下降，且未治疗的对侧桡骨骨密度也有轻微增加，表现出"交叉效应"，8 年后复查骨密度未见明显变化。Garland 等在观察脉冲电磁场对完全性高位脊髓损伤后下肢废用性及失神经支配营养性骨质疏松的疗效时发现，作用区域在受照射的最初 3 个月骨密度增加，未受照射的对照区域骨密度下降，6 个月时受照射侧骨密度回复到照射前水平。Ibiwoye 等发现脉冲电磁场可使患者的临床症状得到改善，骨量丢失得以抑制。Yang 等通过对脉冲电磁场治疗骨质疏松症的 Meta 分析得出：从现有的临床证据来看，脉冲电磁场治疗骨质疏松症有效，安全性较高，但还非常需要高质量的随机对照试验来进一步验证。You 等应用 UNION–2000 型脉冲电磁场系统对绝经后骨质疏松症患者进行了 3 个月的治疗，证实脉冲电磁场能够改善骨代谢，缓解骨痛，增加骨密度。Jiang 等发现脉冲电磁场在治疗原发性骨质疏松时，缓解临床骨痛症状效果显著，能明显提高患者的骨形成速率，但对骨吸收速率无明显影响。Qin 等对 60 例原发性骨质疏松症患者进行磁疗，在 48 例有疼痛症状的患者中，43 例疼痛消失或缓解，血清骨钙素水平提高 5.8%；6 个月后复查显示腰椎、股骨颈、大转子骨、髋部三角区骨密度显著性提高，且治疗期间及治疗后均未出现不良反应。

4. 目前公认的临床应用机制概述

脉冲电磁场在骨病治疗中的应用，已经历了多年的探索。正常的有生命的骨骼具有特定的生物电即稳态电位，与细胞代谢有关；其分布具有特定的分布模式。骨折后稳态电位发生改变，骨折端电势较低，这种负电环境最有利于骨折的愈合。不同电磁场强度和频率具有不同的生物学效应。业已明确，只有动态应变又称时变才引起骨组织重建反应，而静态应变则不成为成骨刺激的来源。研究证实，磁场信号在 15~35Hz 范围出现最有效的成骨，其电场强度仅需 1~10mV/cm，而磁场信号低于 15Hz 的成骨能力则戏剧性地下降，若低于 5Hz 甚至不能预防失用性骨丢失；力学信号，$100\mu\varepsilon$ 的应变频率为 10~60Hz 时具有强大的成骨能力，在 1Hz 时则无成骨作用。脉冲电磁场通过对人体产生一定的场强，作用于骨骼，使其稳定的生物场强发生变化；并通过对外加电磁能量和强度加以控制，以加速骨组织的生长。假若外加电场的频率接近功能活动产生的内在电场频率，就会产生最大的骨细胞反应，所以低频率磁场能用有效地预防骨丢失，促进新骨形成。

5. 展望与不足

目前尚不能清楚电磁信号是如何引起骨骼细胞行为改变，从而发挥骨效应的。可能的解释是：①影响生物分子的合成。研究显示，成骨细胞暴露于 3Hz 电磁场中，其 DNA 和 cAMP 的合成同步升高。②影响激素和局部生长因子。脉冲电磁场可增加成骨细胞表面的 IGFR Ⅱ 而促进骨细胞增殖。③增加钙内流，通过调节细胞内钙离子浓度而改变细胞行为。④直接促进成骨细胞增殖与分化。

当然，应用脉冲电磁场防治骨质疏松症还有很多不足，比如具体应采用的参数值及各参数值之间如何组合以达到治疗参数最优化，建立规范化治疗体系；远期疗效尚不明确，除了短期对人体有利，长期应用对人体是否造成危害还不得而知；人体内作用机制、作用途径、作用靶点等的研究尚未深入开展，所以仍需进一步科学探讨。

（二）直流电离子导入

1. 治疗原理

直流电药物离子导入是利用直流电场的作用和同性电荷相斥、异性电荷相吸的特性，使无机化合物或有机化合物的药物离子、带电的胶体微粒进入人体。通俗的说，就是在药物溶液中，一部分药物解离成离子或带电的胶体微粒，阴极下带负电荷的药物离子或阴极下带正电荷的药物离子向异性电极定向迁移，即向人体方向移动而进入体内。

2. 理论知识

（1）药物离子导入人体的途径。

皮肤的最外层为角质层，其导电性差，结构致密，离子难以穿透，但其表面有大量的汗腺和皮脂腺导管、毛孔等的开口，通过这些孔道药物离子进入皮内。如汗腺导内径 15~80μm，所以蛋白质等大分子物质也能经汗孔导入体内。此外，黏膜和溃疡伤口无紧密的角质层，药物离子也能经过他们而进入人体。

药物离子导入人体深层及去向：临床治疗剂量下，药物离子被直接导入的深度大多不超过 1cm，一般只能达到皮肤层。由于细胞膜的阻抗很高，药物离子不能进入细胞内，而只能进入细胞间隙。

（2）药物离子进入人体后的去向。

①表皮内形成离子堆。药物离子堆积在皮肤的表层，并较长的时间停留于局部形成"离子堆"。不同药物具有不同的理化性质，它们在局部的存留时间从几

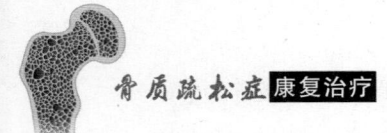

小时到几天不等。②与局部组织发生反应。所导入的药物离子，一部分在局部直接与某些组织发生化学反应，一部分离子与胶体质点相结合，刺激神经感受器而引起反应。③进入淋巴液和血液循环，对血管感受器、远处的器官或全身发挥作用。④有些药物离子对某些器官有一定的趋向性，选择性地聚集在有亲和力的器官或组织内发挥治疗作用，如碘离子主要停留在甲状腺，磷大部分存留在中枢神经系统和骨骼中。

（3）药物离子导入人体的数量及其影响因素。

导入的药量与直流电的电流强度和作用时间、溶液的浓度和纯度、治疗部位的导电性、溶剂的特性和药物离子的直径等多种因素有关。根据法拉第第一定律可知，通电时间越长，电流强度越大，所导入的药物数量就越多；但电流强度增大到一定值，通电时间超过 30min 时，药物的导入量不再随之增加。

（4）药物离导入的极性。

通常金属离子、生物碱带正电荷，从阳极导入；非金属离子、酸根带负电荷，从阴极导入。而其他药物可根据化学结构式来判定有效离子导入的极性。

3. 治疗作用

（1）直流电和药物的综合性作用。

两者互相加强，其疗效优于单用药物或直流电。

（2）神经反射治疗作用。

直流电引起组织内理化性质的变化和药物离子在表层组织中的存留，就构成了对内外感受器的特殊刺激因子，尤其是作用于某些神经末梢丰富的部位时，通过感觉—自主神经节段反射机制调节相应节段的内脏器官和血管功能。

4. 作用特点

（1）提高药物疗效。

（2）导入的量少，无过量危险，不易产生副作用。

（3）不破坏皮肤的完整性，患者无痛苦，能避免口服、注射用药刺激胃肠道、血管产生的不良反应，而且能避免胃肠液对药物的破坏作用等。

（4）该疗法也有其一定的局限性。例如，作用于表浅的组织而不能直接作用于深层的组织，导入的药量相对较少且不能精确控制和测定，对全身发挥作用较缓慢等。

（三）低频脉冲电疗法

应用频率 1000Hz 以下的脉冲电流来治疗疾病的方法称为低频脉冲电疗法。

低频电流具有电流小，电解作用弱、对运动神经和感觉神经均有较强的刺激作用，热作用不明显等特点。在临床中应用较广的有神经肌肉电刺激疗法、感应电疗法、经皮神经电刺激疗法、电兴奋疗法、间动电疗法、功能性电刺激疗法等。

1. 神经肌肉电刺激疗法

神经肌肉电刺激疗法是应用低频脉冲电流刺激运动神经或肌肉，引起肌肉收缩以恢复神经肌肉功能的方法。常见有正常神经支配肌肉电刺激疗法、失神经支配肌肉电刺激疗法、平滑肌电刺激疗法、呼吸肌电刺激疗法、痉挛肌电刺激疗法等。

低频脉冲电疗仪能输出三角波、方波电流，电流频率 0.5~100Hz，波宽 1~1000ms，脉冲上升和下降的时间均可以调节，电流输出强度 0~100mA，调制频率为 1~30 次 /min。附件有电极为 150~200cm^2 的板状铅片电极和直径 1cm 的圆形点状电极，电极、衬垫、导线等。神经肌肉电刺激疗法能治疗用于治疗退行性肌萎缩；增加和维持关节活动度；肌肉运动再学习和异化作用。此外，神经肌肉电刺激疗法还具有抑制痉挛、促进失神经支配肌肉的恢复等作用。

2. 经皮神经电刺激疗法

经皮神经电刺激疗法是应用低频脉冲电来控制疼痛的一种治疗方法，根据闸门控制等假说，广泛应用于控制急慢性疼痛。经皮神经电刺激疗法的主要治疗作用是缓解各种急慢性疼痛（不同参数电流的阵痛作用不同，不同类型仪器输出电流的参数不同，镇痛的速度、时间和强度不同）此外，还有促进局部血液循环、加速骨折愈合、加速伤口愈合等作用。多数治疗仪能输出 1~150Hz 的单向或双向不对称方波或三角波，脉冲宽度 2~500μs 可连续调节或分挡调节。经皮神经电刺激疗法的适应证有骨质疏松性疼痛、骨折愈合缓慢。

3. 感应电疗法

感应电流又称法拉第电流，应用这种电流治疗疾病的方法，称为感应电疗法。感应电疗法有兴奋正常神经和肌肉的能力，可以引起肌肉收缩，防治肌肉萎缩，也可以提高内脏平滑肌的张力；作用于感觉神经末梢，小剂量刺激时可降低感觉神经的兴奋性，大剂量时可抑制大脑皮层的其他病理性兴奋性，防止粘连和促进肢体血液和淋巴循环，还可以镇痛。

（四）高频电疗法

临床上应用频率高于 100kHz 的电磁震荡电流治疗疾病的方法称高频电疗法。医疗用高频电流频率为 10 万 ~300 亿周 /s。根据波长的不同，高频电分为长

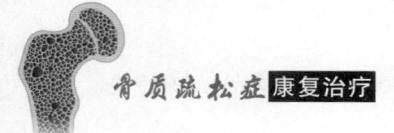

波、中波、短波、超短波、微波等几种。使用频率较高的有超短波疗法和微波疗法。

1. 超短波疗法

临床上应用波长 1~10m、频率在 30~300MHz 的超高频电场作用于人体的治疗疾病的方法称为超短波疗法。

超短波疗法可有效改善局部血液循环、镇痛、消散炎症、加速组织再生修复、缓解痉挛、调节神经功能。超短波可用于骨质疏松性疼痛、骨折愈合迟缓、骨折肿胀。

2. 微波疗法

临床上利用波长为 1mm~1m、频率为 300~300 000MHz 的电流治疗疾病的方法，称为微波疗法。微波分为 3 个阶段，分米波（波长 10~100cm、频率 300~3000MHz）、厘米波（波长 1~10cm、频率 3000~30 000MHz）、毫米波（波长 1~10mm、频率 30 000~300 000MHz）。由于厘米波和分米波应用较早，人们习惯将分米波疗法和厘米波疗法合称为微波疗法，实际上还应包括毫米波疗法。因分米波和厘米波处于高频电磁波的特高频段，因此又称特高频疗法，毫米波又称极高频疗法。

微波疗法能有效改善局部血液循环、镇痛、消散亚急性和慢性炎症、加速组织再生修复、缓解痉挛、调节神经功能、调节内分泌与内脏器官功能。目前主要应用分米波和厘米波治疗，其中应用最广泛的是波长 12.24cm、频率 2450MHz 的厘米波。近年来波长 33cm、69cm，频率 915MHz、434 MHz 的分米波也用于治疗。一般治疗机的最大输出功率为 200~250W，为台式或落地式。脉冲分米机输出的波长为 24.2cm、10cm，频率为 1240MHz、3000MHz，脉冲波宽 2ms，尚未普遍应用于治疗。目前毫米波尚处于研究阶段，主要采用波长 4~8mm、频率 35~74GHz 的波段。

微波在使用操作时需要选用适当的辐射器。裸露治疗部位，也可穿单层薄棉织内衣裤，放置辐射器，方法如下：①距离辐射法。辐射器与治疗部位表面之间有一定距离，辐射器中心垂直对正治疗部位进行治疗。②接触辐射法。辐射器直接接触体表，输出功率应相应减少，多在 10W 以内。用于聚焦式体腔或外耳辐射器。③防沙辐射法。在体表放置沙袋，替代空气作介质，使微波集束较好，沙层厚度以 7~12cm 为宜。

使用微波疗法治疗骨质疏松症时剂量要准确。圆形辐射器，能量最大处在边缘；马鞍型辐射器，中间能量最大；患者进行头、颈、肩、上胸部治疗时应以微波防护眼镜或 40 目铜网保护患者眼镜，以免损伤晶体。另外，微波疗法对成长中的骨组织有损害作用，小儿骨骺部不宜进行微波治疗。睾丸、卵巢对微波敏感，应慎用微波治疗。

（五）超声波疗法

超声（ultrasound，US）是指频率高于 2 万 Hz、超过人耳听阈高限的声波，属于机械波。它可在不同媒介中传播，传播方向较强，能量集中，与传播媒介的相互作用适中。随着科技的发展，超声技术与其他电子技术、光学技术等相结合已广泛应用于医学领域，形成了包括超声诊断学、超声治疗学等在内的超声医学。小剂量超声波（连续式 $0.1\sim0.4W/cm^2$、脉冲式 $0.4\sim1W/cm^2$）多次透射可以促进骨骼生长，骨痂形成。超声波作用时可见骨髓充血，温度上升 7℃，但未见到骨质的破坏，故可用于骨关节创伤；大剂量超声波作用于未骨化的骨骼，可致骨发育不全，因此对幼儿骨骺处禁用超声，超过 $3.5W/cm^2$ 移动法被认为是危险的剂量。

超声技术对骨质疏松症的治疗作用主要表现在低强度脉冲超声（low intensity pulsed ultrasound，LIPUS）对骨损伤的愈合作用，研究发现 LIPUS 有效地促进骨折愈合，不仅可用于治疗单纯骨折，而且还可用于骨不连接的治疗也有一定效果。因此，1994 年和 2000 年美国食品与药品管理署先后批准将 LIPUS 用于加速骨折愈合的治疗和用于对骨折不愈合的治疗。很多实验都提示 LIPUS 作为一种新兴的治疗手段，在防治骨质疏松领域中的应用具有很大的可能性。但是，目前仍有许多理论和临床上的问题需要进一步解决，例如确定预测骨强度及骨折风险的 US 参数；确定 QUS 诊断骨质疏松症标准的问题；确定 LIPUS 促进骨损伤愈合的具体作用机制以及其相应的工作参数等等。

（六）紫外线波疗法

紫外线疗法是利用电磁波谱中的紫外线部分治疗疾病的方法。紫外线是位于可见光谱紫色光线的外侧不可见光。紫外线具有较高的量子能量，有显著的光化学效应以及一系列生物学作用。医用紫外线波长为 400~180nm，常分为三段：①长波紫外线的波长范围在 400~320nm；②中波紫外线的波长范围为 320~280nm；③短波紫外线的波长范围为 280~180nm。

维生素 D 缺乏在骨质疏松症的发病过程中有着十分重要的意义。人体所需要的维生素 D 主要通过在紫外线照射下，皮肤中的 7- 脱氢胆固醇由光化反应形

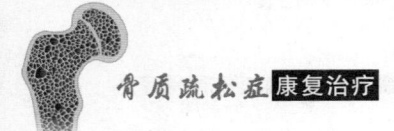

成前维生素 D_3，需 3 天时间转化为维生素 D_3。维生素 D 在小肠被吸收，绝大部分转化成具有生物活性的钙调节激素。人工紫外线照射仪能使得皮肤和皮脂内生成活性维生素 D_3，在体内经过一系列代谢转化为活性维生素 D，从而促进骨钙化，使骨矿含量增加，治疗或预防骨质疏松症。

武密山等纳入 99 例绝经后骨质疏松患者分为 A、B、C 三组。A 组 35 例肾阳虚型骨质疏松患者及 B 组肾阴虚型骨质疏松患者均用中波紫外线照射仪照射治疗。得出结论：中波紫外线照射对绝经后肾阳虚型骨质疏松有较好的疗效，可提高骨密度、改善骨代谢。

紫外线具有消炎、镇痛、促进伤口愈合、杀菌、脱敏、促进皮肤色素沉着、增强机体免疫能力、抗佝偻病作用。紫外线灯常见的类型有高压泵灯、低压泵灯、太阳灯等。

（七）中药外敷疗法

临床上明确诊断骨质疏松症的患者施予中药外治法干预临床症状往往可表现出良好的康复作用。中药热奄包、穴位贴敷、膏药外敷等是特效的传统体外局部给药途径，这些都反馈式调节人体神经疼痛敏感性（痛阈），促进局部血液循环，改善痛处氧代谢，有利于炎症物质消除，从而起到通则不痛、荣则不痛的疗效。

1. 中药热奄包外治法

防风灵仙散热敷治疗骨质疏松性疼痛。防风、威灵仙、川乌、草乌、透骨草、续断、狗脊各 100g，红花 60g，花椒 60g，共研细末，每次用 50~100g，醋调后装纱布袋敷于痛处的皮肤上，并在药袋上加敷热水袋，每次 30min，每日 1~2 次，平均疗程 30 日，适用于骨质疏松疼痛者。

2. 中药药膏外敷外治法

麻痹灵药剂治骨质疏松症。干姜 40g，独活 40g，肉桂 40g，桂枝 30g，麻黄 40g，杜仲 30g，仙茅 30g，巴戟天 30g，红花 30g，川芎 30g，透骨草、全蝎、土鳖虫各 20g，牛膝 20g，桑枝 15g，秦艽 15g，优质白酒 2000mL。把上述药物粉碎为粗末，用白酒浸泡，夏季 14 日，春秋季 21 日，冬季 30 日，过滤沉淀 5 日后，密封待用。操作：最好晚上用棉签涂药液适量于骨质疏松疼痛处，用聚氯乙烯超薄膜封包，外用衣被之物覆盖，10min 左右局部有发热，温度升高，灼热感属于正常，6h 后去掉覆盖，每日 1 次，20 日为 1 个疗程。主治骨质疏松性疼痛。

髋部痛药剂治骨质疏松症。生地黄 25g，大秦艽 20g，牛膝 20g，千年健

15g，当归20g，透骨草30g。用法：将上述药物研为粗末，浸泡于500mL优质白酒中，10日后外搽疼痛处。功效：滋阴补肾，强筋壮骨，通络止痛。主治：先天禀赋不足，髋关节发育不良或久病体虚。肝肾亏虚所致髋部隐隐作痛、向下放射，屈伸困难，肌肉萎缩，腰膝酸痛。

3. 隔药蜡灸治骨质疏松症

生川乌、草乌各1份，羌活、独活各2份、白芷3份。按比例将上药烘干研粉备用。用时将药末用白酒或50%酒精喷润，以能粘成饼状为度，敷于患处，0.3~0.5cm厚。再用一塑料薄膜封盖。将融化白蜡均匀涂于薄膜上，稍凝即涂，厚度0.5~2cm为宜。待20min后蜡温接近皮温时，将药取下，治毕。每日1次，药粉3日1换，10次为1个疗程。本法融药疗、理疗为一体，以温通经络气血、祛风除湿、痹痛立消。

（八）其他

1. 体外冲击波疗法

体外冲击波（ESW）是一种高能量和高压力波能促进骨痂成骨和局部组织再生，使骨折愈合及软组织修复，并对人类骨细胞增殖、细胞存活量及钙沉积有长期促进作用。

张堃等观察了体外冲击波对骨质疏松兔股骨踝部松质骨的成骨作用。方法：采用卵巢切除法（OVX）对30只5月龄雌性新西兰兔去势，5个月后建立骨质疏松模型。所有动物随机分为3组，每组10只，其中一组为空白对照组（A组），其余两组（B组和C组）动物右侧股骨髁部进行体外冲击波（ESW）处理，冲击波能流密度0.47mJ/mm²，脉冲2000次。于处理前、处理后4周、8周时分3批处死动物，分离右侧股骨远端，进行micro-CT测量分析。结果显示，micro-CT三维重建分析表明，冲击波处理后4周及8周时实验组的BMD、BMC和骨小梁立体测量学的指标与对照组的差异有统计学意义，其中C组的BMD分别比A组和B组增高79.9%和14.0%，B、C组两组测量结果的差异无统计学意义。结果表明体外冲击波高可以促进骨质疏松被处理局部骨小梁的改建、改善骨小梁的三维结构，增加骨质密度。

王李等探讨了低能体外冲击波（ESW）对体外培养鼠成骨细胞增殖、成骨分化的作用及其细胞内信号转导。方法：每次取6只大乳鼠，取颅盖骨细胞分2瓶培养至第3代备用。取培养第3代ROB，用0.18mJ/mm²低能ESW不同次数（0、30、60、90、120、150次）刺激ROB，用细胞计数、MTT和流式细

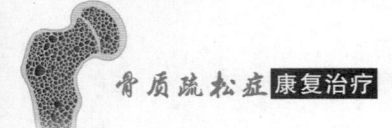
法检测 ROB 增殖状况，用酶标仪检测碱性磷酸酶（ALP）活性，用免疫组化检测 I 型胶原表达，观察 ROB 成骨分化，分析 ESW 对 ROB 的影响。然后，选择适当的 ESW 刺激（120 次），并加入 PKC 抑制剂 H7 或者 p3MAPK 抑制剂 SB203580。观察上述 ROB 增殖、分化及 p3MAPK 磷酸化激活状况变化。结果显示，ESW（$0.18mJ/mm^2$）刺激 60~150 次可显著促进体外培养 ROB 细胞增殖和成骨分化（与对照组比较，$P < 0.05$），以 120 次刺激促进 ROB 增殖分化作用最强。PKC 抑制剂 H7 和 p3MAPK 抑制剂 SB203580 都能明显抑制 120 次 ESW 的这一作用，PKC 抑制剂 H7 能明显抑制 ESW 作用 ROB 后磷酸化激活 p3MAPK 的作用。表明适当的 ESW 应力刺激可能会促进体外培养 ROB 增殖和成骨分化，PKC 和 p3MAPK 可能都参与过程的细胞内信号转导。

2. 牵引疗法

退行性骨质疏松症的牵引疗法有 2 种，持续牵引和间断牵引。前者于住院后实行，后者于门诊实施，患者应完全松弛，这是很重要的。应减少腰椎前凸，双侧膝关节保持弯曲姿势牵引。持续牵引时，先从 5~6kg 开始，后依次调整重量，时间以 1h 开始，以后逐步延长。间歇牵引时，从 20kg 开始，依次增加至 30~40kg，治疗时间每次 15min。

3. 蜡疗

蜡疗是利用加热融化的石蜡作为温热介质接触体表，将热量传至机体以治疗疾病的方法称为蜡疗法。石蜡热容量大，有很好的蓄热性能，加热时可吸收大量热，同时由于其导热性小，因此散热过程慢。由于石蜡贴敷于治疗部位时无对流现象，皮肤可耐受较高温度（60~70℃）的石蜡而不会烫伤。石蜡具有较强而持久的热作用，使局部血管扩张，促进血液循环，缓解炎症，加速神经纤维的再生，加速组织修复，缓解肌肉痉挛，增强纤维组织弹性，软化疤痕等。另外，石蜡具有良好的可塑性与黏滞性。

蜡疗的适应证有骨质疏松性疼痛、骨折后疤痕增生、骨折或关节术后挛缩。禁忌证有高热、皮肤感觉障碍、皮肤病、周围循环障碍、感染和开放性伤口、化脓性炎症、厌氧菌感染的炎症、肿瘤部位、严重水肿部位、重症糖尿病、甲状腺功能亢进、肾功能不全、结核、出血倾向者等。

4. 器具疗法

用于治疗腰痛症最普及的器具，通常是弹性腰围。这是一种弹性固定器，这种器具的主要作用是支持躯干，而不限制腰椎运动，对腰椎骨质疏松症患者，采用一般的固定器即可。但是为了防止驼背，通常在前方加上支持部分，轻轻压在胸前，或者必要时采取 Jewett 矫形器。使用器具疗法时，应注意的是长时间的作用会导致肌力减低，造成对器具的依赖性。故使用时，应该同相关运动疗法同时进行。

第五节 营养疗法

营养疗法，是指在消化吸收功能正常的情况下，控制患者营养成分的摄入，以保证骨骼正常生长对营养需要的治疗方法。全面、适量和均衡的营养摄入，是营养疗法的关键，缺乏或者过量都是有害的。

一、营养因素与骨质疏松症的关系

（一）钙

钙是使骨组织矿化的主要元素，对骨骼和牙齿的正常生长和发育必不可少，最佳钙摄入是指：①使成人骨量峰值达到最大值。②维持成人骨量峰值。③骨峰值期后，使骨量丢失达到最低限度所必需的摄钙量。

在儿童和青少年时期若钙摄入量不足，骨骼就不能正常生长发育。到 20 岁以后，虽然骨的生长已经完成，但并未达到最大骨密度，直到 30~35 岁骨密度才达到峰值，在这一阶段仍需保持钙的正平衡状态，即每日摄入的钙量要超过由各种途径从人体排出的钙量。峰值骨密度与老年性骨质疏松症的发生关系密切，峰值高者可推迟骨质疏松症的发生。因高龄者有负钙平衡倾向，骨质疏松症发生率高，应设法使饮食中的钙成为易于吸收的形态，并增加其稳定性。大量研究表明，骨质疏松症患者有不同程度的负钙平衡，平均每人每日丢失 326 ± 72mg 钙。Whedon 及 Schwarts 等人的研究表明，高剂量补钙能够纠正骨质疏松症患者的负钙平衡，进而抑制骨组织的吸收，减少骨质丢失。

这些数字是依据什么而定的？成人体内每日有 700mg 的钙进行更新，肠道内钙吸收率为 30%~50%，每日至少要保证有 700mg 的钙补充到血液中，才能维持钙平衡。根据吸收率计算，每日膳食中至少要供应 900mg 的钙才能满足需要。在不同年龄和不同的生理状态，钙的需要量不同。

我国根据 FAO/WHO 专家委员会建议，规定的每日钙、磷的需要量（RDA）如表 2-1 所示。

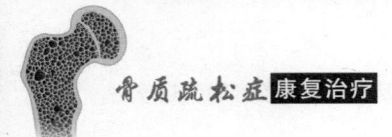
表 2-1　钙的日需求量推荐表

组别	每日钙的需要量 /mg
1~3 个月婴儿	235~300
较大婴儿	600
3~10 岁儿童	800~1000
青春发育期	1000~1200
怀孕期	1200~1500
哺乳期	1000~2000
成人（男、女）	400~500
绝经期妇女	1200~1500
老年人	1000~1200

目前钙的推荐摄入量：出生至 6 个月的婴儿 400mg/日，6~12 个月的婴儿 600mg/日。6~10 岁儿童这一年龄段最适合的钙摄入量为 800mg/日，若摄钙超过 800mg/日，会导致骨堆积速率过快。预防新生儿缺钙首先要提倡母乳喂养，乳母要注意补足钙。虽然每升母乳中含钙量仅有 340mg，比每升牛乳含钙 1250mg 低得多，但是母乳中钙磷比例为 2：1，易于被婴儿吸收。哺乳期母亲补足钙，母乳量充足，就可以满足婴儿钙的需求，孩子就无须额外补钙。断奶后，饮食中的钙往往难以达到要求，因此应在断奶后适量给孩子补充钙剂，一般 300mg/日钙量即可。

孕妇和乳母是相对特殊的人群。妇女在怀孕及哺乳期间，要通过胎盘及乳汁供给胎儿及婴儿生长发育所需要的各种营养素。如果母亲膳食中钙摄入不足，将会大量动用母体组织中的钙，这样不但会影响母体健康，也不利于胎儿及婴幼儿骨组织及牙齿的发育。营养学会推荐孕妇及乳母每日钙供给量如下：妊娠 1~3 个月 800mg，4~6 个月 1000mg，7~9 个月及哺乳期 1500mg。许多调查资料显示我国孕妇钙摄入量在 400~700mg，约达到供给量的 50% 左右。因此孕妇及乳母一定要注意加强营养，多吃一些富含钙的食品。

围绝经期及绝经早期妇女，卵巢功能逐渐减退，体内雌激素水平下降，雌激素缺乏是此阶段骨丢失最主要的原因。在此阶段钙对于缓解骨丢失的作用不如对绝经后妇女（绝经后约 10 年，雌激素缺乏已不再起主要作用）那样明显，但此时期补充足量的钙，仍是保证达到最佳钙吸收的关键环节。

步入老年阶段，每日饮食量及体力活动都逐渐减少，由膳食来源的钙很难达到营养供给量标准，并且胃肠道吸收能力也下降，这些因素都会加剧骨丢失，增加骨质疏松的危险性。因此老年人更应从多方面注意保健，根据个人的实际情况适当补充一些钙。曾有著名学者对老年人钙的需要量做过广泛的研究，认为目前老年人的推荐量太低。多数学者推荐，预防骨质疏松症的钙摄入量应为每日 1000~1200mg。

一旦怀疑自己缺钙，可通过自觉症状、生化检查和影像学检查及骨密度测量来确定，有条件最好到医院检查是否缺钙和缺钙的程度。①自觉症状包括儿童生长发育情况，有无各种畸形，成年人有无骨骼疼痛、骨折等。②生化检查包括血钙、磷水平，尿钙、磷的排泄量。骨形成指标如血清碱性磷酸酶、骨钙素、尿羟脯氨酸。骨吸收指标如尿羟脯氨酸、羟赖氨酸、吡啶诺林及血清酸性磷酸酶。③影像学检查包括 X 线平片检查、X 线体层摄影、放大摄影、干板摄影等。④骨矿测定可采用 X 线平片测量、X 线吸收法、单光子和单能 X 线吸收测量法等。当确诊缺钙时，最好能在医生或专业人士的指导下调整膳食结构，及时进行补钙。

人体的钙受降钙素、甲状旁腺激素与活性维生素 D 等三大钙调激素调节的恒定生物控制系统控制，钙的水平又取决于骨钙的含量、肠道的吸收与肾小管再吸收能力等 3 个主要环节，影响膳食钙吸收的因素有：①人体对钙的吸收与膳食钙的含量高低呈正比。人体对膳食钙的吸收有一个阈值，膳食钙摄入的增加，吸收率相对下降，当限制膳食钙量，钙的吸收加速，比摄入钙充裕的膳食对钙吸收要高得多。②当机体生长、发育或孕妇等特别需要钙的时候，机体对膳食中的钙吸收加快。③维生素 D 及活性代谢产物可促使肠钙吸收，还可增加肠钙结合蛋白的形成。④足量的乳糖可促使人体贮备较多的膳食钙，但老年人摄入乳糖不易消化吸收，容易引起腹胀、腹泻。⑤某些氨基酸如赖氨酸、色氨酸、精氨酸等能明显增加钙的吸收，尤以赖氨酸最为明显。⑥有些抗生素如青霉素、新霉素等能增加钙的吸收。⑦老年人由于饮食减少，胃肠功能减弱，户外活动减少，使肠钙吸收能力下降；绝经后妇女雌激素水平低下，可干扰肠钙的吸收、利用。⑧碱性药物或含碱量多的食品可使钙的吸收降低。⑨膳食中的植酸、草酸可与钙结合形成不溶性盐，使钙吸收受到干扰。大量摄入磷酸盐或食物纤维，可与钙结合形成不溶

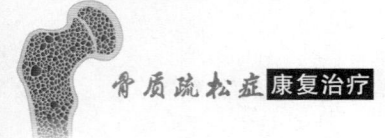

性物质，干扰钙吸收。

（二）磷

磷是骨质无机盐成分中次于钙的第二大元素，它通过膳食摄入，沉积于骨中，因此膳食中磷的摄入与骨量密切相关。根据不同年龄、不同生理情况，每日磷的需要量如表 2-2。

表 2-2　不同人群的每日磷需要量

人群	每日磷的需要量 /mg
未成熟早产儿	60~90/kg 体重，平均 1000~1400
孕期及哺乳期女性	1500~2000
成人	1300

磷广泛存在于各类动植物食品中，当膳食中热能与蛋白质供给充足时，一般不会缺乏。但是，某些因素可通过减少肠磷的吸收而导致机体磷的缺乏，如长期大量摄入氢氧化铝、碳酸钙、钙、镁、铁等。缺磷可导致钙的负平衡及骨质疏松等现象。在临床上，缺磷引起的钙、磷代谢紊乱远没有高磷引起的多。动物实验结果表明，饲料含磷过高会促使甲状旁腺激素生成，引起骨丢失。但对人体的研究表明，成年人比成年动物对高磷膳食有更大的耐受力。至于高磷膳食对老年人的影响尚不清楚。而老年人血中甲状旁腺激素已有不同程度的升高，故不能排除高甲状旁腺激素分泌造成骨丢失的可能。由此看来，高磷和低磷对骨的合成和矿化都是不利的。钙的供给量应与磷保持一定的比例，营养学家普遍认为，钙、磷比值为 2 : 1~1 : 2 均能令人满意。但他们推荐：婴儿期的钙、磷比值以 1.5 : 1 为宜，1 岁幼儿的钙、磷比值以 1 : 1 为宜，以后均维持在 1 : 1 为宜。通过实验证明，钙、磷比值低于 1 : 2 时，钙从骨骼中溶解和脱出增加，严重时可导致骨质疏松症。

（三）维生素 D

维生素 D 是一种脂溶性维生素，具有调节钙磷代谢、促进骨矿化的作用。维生素 D 有多种形式。对人而言，维生素 D_3 最有意义。维生素 D 需在肝脏羟化修饰成 $25-(OH)_2D_3$，再在肾脏继续羟化为 $1,25-(OH)_2D_3$ 才具有生理活性。$1,25-(OH)_2D_3$ 由肾脏分泌到靶器官，如小肠、骨、牙组织发挥生理功能。所以不少专家将其视同内分泌激素。$1,25-(OH)_2D_3$ 除了具有促进小肠吸收钙作用外，还有与甲状旁腺激素协同发挥破骨细胞的生成作用。它与甲状旁腺激素不同，不抑制破骨细胞转化为成骨细胞，因此具有溶骨和成骨双向调节功能和骨结构改建功能。这样，有利于维持正常血钙水平和骨骼正常生长发育，又能防止钙化和骨的不正常增生。但过量维生素 D 会使机体出现中毒现象，有头痛、乏力、食欲不振、皮肤瘙痒、恶心、呕吐、腹泻、多尿等，严重的可出现肾功能障碍、肾钙化、肾结石及骨关节异常钙化等。

维生素 D 一方面可以由皮肤中的 7- 脱羟胆固醇经日照转变而成，另一方面可从膳食中获得。机体在充分日照的情况下，若无明显的肝肾疾患，自身合成的维生素 D 就可以满足需要。但在部分地区，由于日照量及穿衣习惯等因素的影响，就必须由食物从摄取，若摄取仍不能满足需要，就会影响血中钙、磷浓度，使成骨过程减少，破骨过程增加。当钙磷摄入充足时，普通人每日摄入维生素 D 100IU 即可，婴幼儿、青少年、孕妇及乳母每日应摄入 300~400IU（7.5~10μg）。我国营养学会推荐不同人群维生素 D 的供给量标准如下：0~15 岁为 10μg，16~59 岁为 5μg，老年人（＞ 60 岁）、孕期及哺乳期女性 10μg。

维生素 D 广泛存在于动物体内，富含维生素 D 的食品有乳制品、海鱼、蛋类等。

（四）蛋白质

骨基质主要由胶原蛋白构成，作为合成骨基质的蛋白质和氨基酸，在营养学方面极为重要。有资料表明，在食入蛋白质及钙多的地区，骨质疏松的人数也相应减少。

动物实验证实单纯蛋白质摄入不足可导致骨量和骨强度减低，即出现骨质疏松，但组织形态计量学和生物化学指标均无骨质软化的表现。因此，蛋白质不足是导致营养不良的儿童出现骨骼生长延迟和骨量减少的重要病理学因子。对 9~19 岁健康儿童和青少年的腰椎与股骨量和蛋白摄入的关系进行研究，由于他们处在青春生长期，骨量与蛋白质摄入量同步增加，故呈正相关性，当用年龄和青春阶段校正时，骨量和蛋白质摄入量仍呈显著意义的相关。从最近报道的对老年住院患者的研究中发现，低蛋白质饮食与股骨区的骨矿密度降低有关。这些结果与其他一些研究显示的老年人营养不良或营养不足易出现髋骨骨折的结果相符。这些患者中，住院时自己选择的食物中蛋白质和热量不足，其股骨颈 BMD 也很低。有趣的是，在发生髋骨骨折后，给予补充校正的蛋白质饮食，临床效果均得到显著提高。进一步的研究证实，临床效果的提高是由于补充校正蛋白质的

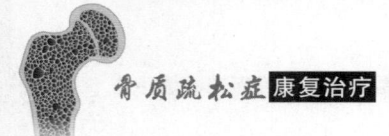

含量，而非由于能量摄入、钙及维生素 D 的补充。BMD 测量提示，这种营养干预可防止骨质进一步丢失。

但蛋白质的摄入量也不是越多越好。高蛋白的摄入可导致肾脏对钙的重吸收功能异常，使尿钙排泄增加。有关资料表明：膳食中蛋白质增加 1 倍，则尿中钙排出量增加 50%，其主要原因是因为过量的蛋白质在体内代谢中产生大量的酸性物质——含硫氨基酸从尿中排出，钙在酸性环境中增加了可溶性，这些酸性代谢产物从尿液中排出的同时，也带走了大量的钙，从而导致体内钙的丢失。高蛋白质摄入也是骨质疏松症的危险因素之一，故不能一味追求高蛋白质饮食而使蛋白质摄入过多，造成骨的代谢障碍。以肉食为主的爱斯基摩人长期摄入高蛋白、高钙、高磷食品，随着年龄增长，其骨量丢失率比普通的人高 15%~20%。一般来说，蛋白质的摄取量与钙的摄取量呈正比关系较为适宜。

蛋白质含量较高的食品是肉、禽、蛋。我国营养学会推荐的成人每日膳食蛋白质的供给量（按能量计算）占总热量的 15%，推荐摄入量为：成年男性每日蛋白质供给量为 56g，女性为 45g，亦即每日每千克体重 1.0~1.5g，超过此量 2 倍为摄入过多。儿童及青少年由于身体处于生长发育阶段，对蛋白质的需要量相对较高，每日 2~3g/kg。

（五）其他与骨质疏松相关的营养元素

除前文提到的钙、磷、维生素 D 及蛋白质外，膳食中其他一些营养素，如维生素 K、维生素 A、维生素 C、镁及必需微量元素氟、锰、铜、锌等也与骨代谢有关。

1. 维生素 K

在肾脏存在着依赖维生素 K 的羟化系统，维生素 K 能促进骨组织中的成骨细胞合成骨钙素，参与钙代谢的调节，在骨的生长、发育过程中发挥钙化作用，促进骨基质的成熟。维生素 K 缺乏会导致依赖于维生素 K 羟化系统功能紊乱引起的骨钙素合成障碍，从而导致骨的某些疾病。维生素 K 在骨质疏松的防治中有不可代替的作用。近年来一些动物实验研究表明，维生素 K 缺乏会诱发高尿钙，补充维生素 K 能减缓雌激素缺乏引起的快速骨丢失，从而增加骨密度。目前我国尚未制订人群维生素 K 的生理需要量，美国推荐的每人每日维生素 K 的供给量为 1μg/kg 体重。维生素 K 广泛存在于绿色植物中，如菠菜、白菜、西红柿及动物肝脏中，也可以在肠道内由细菌合成，一般人群不易发生维生素 K 缺乏，但肠切除、长期服用抗生素、长期服用抗凝血药的个体及老年人是维生素 K

缺乏的高危人群，应注意维生素 K 的摄入与补充。

2. 维生素 A

维生素 A 在骨代谢过程中，对成骨细胞与破骨细胞的活性具有双向调节与平衡作用，维持骨形成与骨吸收的动态平衡。当维生素 A 严重缺乏时，这种平衡的格局受到破坏，成骨细胞的活性减弱。当维生素 A 超量时，可破坏性腺组织，使性激素水平降低，导致破骨细胞的活性增强，骨小梁面积减少，关节软骨层变薄，影响骨骼的生长、发育。维生素 A 的前身为胡萝卜素，广泛存在于多种植物中，如蔬菜、瓜果等。动物能将胡萝卜素在体内转化为维生素 A，吸收、贮藏于肝脏中，因此动物的肝脏中维生素 A 的含量很高，其中鱼肝油中含量极为丰富，奶油与蛋黄中也富含维生素 A。

3. 维生素 C

维生素 C 是一种多功能的维生素，与体内许多重要的代谢，特别是同维持结缔组织正常代谢有密切关系。它对骨代谢的作用是促进成骨细胞合成胶原纤维，构成骨有机质的主要成分。它能合成骨基质中的羟脯氨酸，在肠道与钙结合成抗坏血酸钙，有助于钙的吸收，加速骨的形成。人类本身不能合成维生素 C，需要依靠外源性的维生素 C 不断补充。维生素 C 存在于新鲜的蔬菜与某些水果中。一般成人每日需要量为 20~30mg，怀孕与哺乳期妇女需要量增加，一般可增加至 60~80mg。维生素 C 是水溶性维生素，容易被肠道吸收，但食物中的维生素 C 性质极不稳定，在贮藏、腌渍或烹调过程中极易遭到破坏，应加以注意。

4. 镁

镁是自然界中一种活泼元素，是人体内不可缺少的元素之一，具有广泛而重要的生理功能，参与体内的多种代谢过程。镁是骨盐的组成部分，对骨骼的生成和吸收均有影响。人体含 20~30g，其中 60% 集中于骨、牙齿。人体对镁与钙的吸收有一定的相互协同作用，当镁吸收增加时，钙的吸收也相应增加。血液中镁离子的浓度还能调节甲状旁腺的分泌功能，当血镁减低，出现低镁血症时，甲状旁腺激素分泌增加，骨的吸收增强。同时由于缺镁，体内蛋白质、脂肪合成减少，钙的吸收不足，使骨骼生长所需的原料不足，从而使骨的生长发育障碍。缺镁会造成肌肉内的代谢发生障碍，肌肉功能减退，使骨骼受到的机械刺激较少，骨的生长受到抑制。缺镁还会使肠道的蠕动功能减弱，引起胃酸减少、食欲减退，营养物质吸收不足，使骨的生长受到影响。上述多种因素相互作用的结果是，机体长期低镁，骨的吸收增强，骨的形成减弱，从而导致骨质疏松症的

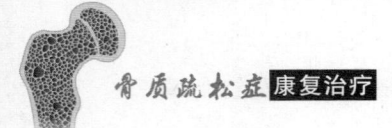

发生。镁的日均摄取量应为 300mg 以上，并尽可能将摄取镁与钙的比例保持在 1∶2，这样对保持骨健康十分有利。镁含量较高的食品有海带、大豆、小鱼干、腰果、黄豆、黑芝麻、松子仁、可可、花生、扁豆等。

5. 锰

锰元素是人体必需的微量元素之一，人体内含有 12~20mg。锰元素在体内分布较广，但以骨骼、肝脏和肾脏中含量较高。锰作为酶反应的辅助因子，参与体内多种酶的代谢过程，起着激活剂的作用。锰能促进骨细胞的钙化过程，促进铜和某些维生素的利用，增加蛋白质的代谢活动，帮助维生素 D 吸收和利用。锰的这些作用在防治骨质疏松症方面具有重要意义。锰缺乏可以导致骨基质中多糖的合成尤其是硫酸软骨素的合成受到抑制，从而引发骨质疏松症。人体每日对锰的需求量较小（需补充 4~5mg），因此通过进食补充是一种明智的选择。含锰较多的食物有黄豆、黑芝麻、黑木耳、紫菜、香菇、松子仁、核桃仁、板栗、莲子等。对患有胃肠疾病、长期饮食消化不良的患者采用饮食疗法补充锰元素时，最好与调整机体肠胃功能一起进行。

6. 氟

氟作为人体必需微量元素之一，在人体牙齿和骨骼的生长、发育和骨的矿化过程中都需要氟的参与。适量的氟摄入可以刺激成骨细胞活性，增加骨形成，有利于钙、磷在骨中等沉积，增加骨的强度。当骨中氟含量减少时，骨骼中的钙、磷沉积不足有可能引发骨质疏松症。但要提醒的是，摄入过量的氟可能会引起氟中毒。过量的氟可以干扰体内的钙、磷代谢，破坏骨组织中磷灰石结晶的结构，使羟灰石转变成氟磷灰石（亦称氟化钙）沉积于骨，形成氟骨症。人体对氟的需要量为每日 1.8mg。氟的主要来源是食物，如乳制品、肉类、禽蛋、谷类、水果与蔬菜等。

7. 铜

铜是骨基质中赖氨酰羧化酶的辅助因子，铜缺乏时成骨细胞和赖氨酸氧化酶活性降低，会引起骨胶原分子内交联活动受阻，骨胶原形成发生障碍，其结构及功能异常，从而影响骨矿物质沉积，骨强度降低，导致骨质疏松症。正常成人每天摄入量为 2~3mg。动物的肝脏、鱼类、乳类、禽蛋、肉类及蔬菜中含有较多的铜。

8. 锌

锌元素在体内发挥的主要生理功能是参与酶的构成，作为机体内许多酶的辅助因子，锌在骨骼的生长发育过程中起着重要的作用。锌缺乏可以影响骨细胞增生、分化，使成骨细胞数量减少，活性降低，从而影响骨形成。锌作为骨碱性磷酸酶和碳酸酐酶的辅助因子，还参与骨的矿化和吸收活动，当锌元素缺乏时，这两种酶的活性降低，使焦磷酸盐不能有效地被水解，从而影响骨矿物质沉积。锌缺乏还可以导致骨基质中氨基多糖代谢障碍，使骨质的矿化进一步受阻，引发骨质疏松症。我国营养学会推荐不同年龄人群每日锌的供给量为成人 15mg，1~9岁儿童 10mg，孕期及哺乳期妇女 20mg。肉类与豆类是膳食锌的主要来源。

二、营养疗法的原则

1. 讲究平衡膳食

平衡膳食是指日常膳食中所含的营养素，包括蛋白质、糖类、脂肪、维生素、无机盐、水、膳食纤维等，必须做到种类齐全、数量充足、比例适当，既不过多，又不缺乏，以达到满足人体的正常生理需要，是维护身体健康的物质基础。具体要求：①保证适量的蛋白质，每人每日按每千克体重计算，应食用1.0~1.5g 蛋白质，占总热能的 15%，其中优质蛋白质（动物蛋白和大豆蛋白）应占蛋白质总量的 40%~50% 。蛋白质过多或过少都不于骨健康。②低脂肪，占总热量的 20%~25%，而且以植物油为主。脂肪摄入量不足，则热能供给不足，又会影响脂溶性维生素的吸收，导致骨质疏松症。如果膳食中摄取过量的脂肪，可导致游离的脂肪酸过多，它可与钙结合成不溶性的钙皂，从粪便中排出，从而影响钙的吸收，影响骨的正常代谢。③糖类以谷物为主，尽量少食用甜食。老年人对糖耐受力差，大量甜食容易引起腹胀、反酸，影响食欲，容易引起营养素之间的平衡，也是影响骨代谢的因素之一。④丰富的钙和维生素。通过膳食摄入足够量的钙和维生素，对防治骨质疏松症具有极为重要的意义。⑤足够量的膳食纤维。膳食纤维是人体不可缺少的营养物质，具有改善血糖代谢、刺激肠道蠕动、降低血胆固醇浓度等特殊作用，对身体健康大有益处。但过多的纤维摄入则可使钙、铁、锌等无机盐的吸收减少，也可导致骨质疏松症。⑥低盐。每日食盐量应在 5g 以下。饮食中的食盐摄入过多，血钠过高不仅是高血压、冠心病的诱因，而且可增加尿钙的排出，血钙水平降低，影响骨代谢。⑦充足的水分。有利于营养素的吸收和废物的排泄。

2. 科学安排一日三餐

针对中老年人消化吸收能力逐渐降低的特点，科学地将一日的膳食按一定次

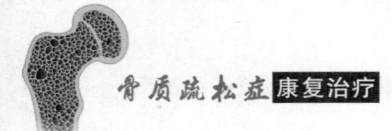
数、一定的间隔时间和一定的数量、质量分配到各餐，使膳食中的营养素得到充分的消化吸收和利用，这样就能发挥更大的营养效能，以保证人体的正常需要。①餐次和间隔时间：一般都是一日三餐，两餐之间间隔 5~6h。这种膳食安排符合人体生理功能。还可以根据具体情况，实行一日四餐，两餐之间间隔 4~5h，这种安排对于年老体弱者是最佳的用餐制度。②各餐食物分配：一般按早、晚餐少，午餐多的原则分配。用热量计算，早、晚餐各占全天总热量 30%，午餐占40%，这种分配既符合人体生理需要，又适应日常工作要求。

3. 合理烹调食品

钙是防治骨质疏松症不可缺少的营养素，合理的食物烹调方法能减少食物中钙的丢失、增加钙吸收。①尽量吃新鲜蔬菜，缩短新鲜蔬菜贮备时间，减少营养素的损失。切菜时不要太小，以减少过多的暴露面，从而减少钙、磷的损失。②尽可能保留食物的外皮，可以采用消毒液浸泡或毛刷刷洗的方法进行清洁和消毒，以保留住食物果皮中所含的矿物质。③烹调时间越短越好，以避免钙、磷的流失。尽量使用类似高压锅、微波炉的烹调工具缩短烹饪时间，也可达到减少矿物质丢失的效果。④避免含草酸的食物如菠菜，与含钙丰富的豆腐、牛奶一同烹饪和食用。因为草酸和钙会形成不易被吸收的草酸钙，从而影响钙的吸收。⑤加工冰冻食品时最好不要进行预先解冻，以免矿物质随解冻汁液流失。故要求实物在冷冻前洗净包装，冷冻时间不要过长。大多数罐头食品的罐头液中含有较多的矿物质，勿随意丢弃。⑥牛奶应避光存放，防止牛奶中维生素被破坏。加热牛奶时应不断地搅动，以免牛奶中的磷酸钙沉积在锅底。不要过度加热牛奶，以免破坏其中的酵素，妨碍钙的吸收。⑦一些肉类或鱼类可以连骨烹饪和食用，在制作带骨头食物时可加适量的醋，使骨质中的钙释出，帮助机体吸收。⑧大米食用时要少洗少搓，不要随意丢弃米汤，面食加工时要少加碱或不加碱。

三、合理营养结构的搭建

（1）多摄入天然富钙食品。

牛奶被推荐为自然食物中最好的钙源，它含钙丰富，易于人体吸收，其他营养成分也极丰富，建议每日饮用 500mL 牛奶，对防治骨质疏松症非常有益。普通牛奶中含有饱和脂肪酸，摄入过多会增加胆固醇水平，有动脉硬化或害怕肥胖的人，最好饮用脱脂牛奶。不能耐受牛奶中含有的乳糖者，应少喝纯牛奶，改用酸奶等奶制品。饮用牛奶时应同时吃些点心或食物，以增加牛奶在肠胃道停留的时间，有利吸收。

（2）注意膳食中适当的钙磷比例。

儿童以2:1为宜，成人以1:1或1:2为宜。牛奶、冰淇淋、酸奶、虾和鱼中含有理想的钙、磷比值，又是钙、磷的丰富来源，应多食用。肉和禽类是磷的优质来源。绿叶菜是钙的良好来源，为此把肉和绿叶菜合理配餐，就能得到理想的钙、磷比值，又有足够的钙、磷。

（3）食物中应保持足够量的维生素D。

这是保证钙、磷能被吸收利用的必备条件。如可在牛奶中加入适量的维生素A、维生素D，成为"复合奶"，其中的钙能更好地被人体吸收。

（4）避免以未经发酵制成的面包为主食。

因其中含有一种植物碳水化合物，可与其他食物中的钙、锌结合形成难以分解吸收的化合物。

（5）主食粗细搭配。

做到主食粗细搭配，以增进钙的摄入和吸收。动物性食物与植物性食物要合理搭配，能够提高营养素的营养价值。

（6）在合理膳食的同时，增加适当的体育锻炼，保证适当量的光照，有利于食物中钙的吸收与利用。

（7）临睡前喝杯牛奶或吃点小鱼干等高钙食品，可以改善夜间出现的低血钙现象，阻断体内动用骨钙，而且钙还有镇静作用，有助于睡眠。

（8）保证与骨代谢有关维生素和必需微量元素的适量摄入，防止因盲目补充引起中毒。

（9）不吸烟、少饮酒、少喝咖啡和碳酸饮料，合理饮茶，有利于钙的吸收利用，保持骨健康。

参考文献

［1］陈晓依，刘峰，陈红方，等. 老年骨质疏松椎体压缩性骨折患者自我感受负担与生活质量的研究［J］. 护士进修杂志，2013，28（6）：486-489.

［2］甘莉，杨蓉. 慢性疾病患者自我感受负担的研究进展［J］. 中华现代护理杂志，2014，49（12）：1480-1482.

［3］李媛. 老年骨质疏松患者心理负担与健康行为影响因素分析［D］. 泰安：泰山医学院，2014.

［4］姚树桥. 医学心理学与精神病学［M］. 北京：人民卫生出版社，2007.

［5］胡劲涛，许超，周晓成. 心理学与骨质疏松症的相关性研究概况［J］. 中国骨伤，2013，26（1）：85–87.

［6］赵勤，李建飞，杨进，等. 老年人骨密度、骨代谢相关内分泌激素与冠状动脉钙化的相关性研究［J］. 医学临床研究，2012，29（9）：1636–1639.

［7］王福顺，傅文青. 中医情绪心理学［M］. 北京：中国中医药出版社，2015.

［8］罗小婧. 社会支持对抑郁的影响：预先应对和积极情绪的中介作用［D］. 北京：首都师范大学，2012.

［9］彭小苑，欧阳艳菲. 骨质疏松症焦虑患者实施心理干预的效果观察［J］. 中国骨质疏松杂志，2013，19（12）：1273–1274.

［10］汪清，王原. 内分泌失调性骨质疏松症综合治疗与护理分析［J］. 现代医药卫生，2014，30（20）：3151–3152.

［11］文永霞，师宏宇，苏丹丹，等. 中药联合心理干预治疗焦虑抑郁状态112例的临床研究［J］. 宁夏医学杂志，2015，37（12）：1145–1148.

［12］陈君. 家庭功能对老年骨质疏松患者服药信念的影响［J］. 护理管理杂志，2015，15（1）：10–12.

［13］马丽娜，冯明，李耘，等. 老年骨质疏松症患者生命质量与社会支持的关系［J］. 实用老年医学，2013，27（8）：634–636.

［14］罗伯特·尼萨诺. 精神分析治疗指南［M］. 杨华渝，译. 北京：北京出版社，2000.

［15］沈奕，朱唯一，徐双双. 系统性健康教育对骨质疏松患者生活质量的影响［J］. 护理管理杂志，2010，10（10）：745–746.

［16］张岚. 动机性访谈干预对老年骨质疏松患者的影响［J］. 现代诊断与治疗，2015，26（9）：2041–2042.

［17］胡英. 共情技术对老年性骨质疏松症患者生活质量、心理状态及主观幸福感的影响［J］. 蚌埠医学院学报，2015，40（9）：1281–1283.

［18］宋佳明. "治未病"理论指导骨质疏松健康教育［D］. 广州：广州中医药大学，2010.

［19］刘庆思. 骨质疏松症中西医结合治疗［M］. 北京：人民卫生出版社，2006.

［20］吴运明，郝小波，王喜臣，等. 运动干预对老年性骨质疏松的影响［J］. 中国老年学杂志，2014，34（14）：4113–4115.

［21］刘建宇，向家俊，魏星临，等. 广场舞对绝经后妇女骨密度、血清雌激素及平衡能力的影响［J］. 中国体育科技，2014，50（2）：78–82.

［22］曲绵域，于长隆. 实用运动医学［M］. 北京：北京大学医学出版社，2003：965–1085.

［23］DORAL M N. 运动伤：预防、诊断、治疗与康复［M］. 张文涛，主译. 北京：人民卫生出版社，2015：769–771.

［24］王瑞元，苏全生. 运动生理学［M］. 北京：人民体育出版社，2012：501–503.

［25］史轶蘩. 协和内分泌和代谢学［M］. 北京：科学出版社，1999：150–188.

［26］赖新生，伦新. 实用针灸处方学［M］. 北京：人民卫生出版社，2004：137–147.

［27］黄桂成，王庆普. 中医正骨学［M］. 北京：人民卫生出版社，2012：1–10.

［28］曹仁发. 中医推拿学［M］. 北京：人民卫生出版社，2012：1-20，185-246.

［29］梁繁荣，赵吉平，石学敏. 针灸学［M］. 北京：人民卫生出版社，2012：1-4，9-18，239-303.

［30］ATIK O S. Hip arthroplasty and bone strength. EKlem Hastalik［J］. Cerrahisi，2009，20（1）：1.

［31］ATIK O S, GUNAL I, KORKUSUZ F. Burden of osteoporosis［J］. Clin Orthop Relat Res，2006，443（443）：19-24.

［32］ATIK O S, USLU M M, EKSIOGLU F, et al. Etiology of senile osteoporosis：a hypothesis［J］. Clin Orthop Relat Res，2006，443（443）：25-27.

［33］BAILEY C A, BROOKE-WAVELL K. Exercise for optimizing peak bone mass in women［J］. Proc Nutr Soc，2008，67（1）：9-18.

［34］BONC C M, BONCI L J, GRANGER L R, et al. "National athletic train-ers' association position statement" preventing, detecting, and managing disordered eating in athletes［J］. J Athl Train，2008，43（1）：80-108.

［35］DADGOSTAR H, RAZI M, ALEYASIN A, et al. The relation between athletic sports and prevalence of amenorrhea and oligomenorrhea in Iranian female athletes［J］. Sports Med Arthrose Rehabil Ther Technol，2009，1（1）：16.

［36］HOCH A Z, PAJEWSKI N M, MORASKI L, et al. Prevalence of the female athlete triad in high school athletes and sedentary students［J］. Clin J Sport Med，2009，19（5）：421-428.

［37］IWAMOTO J, SATO Y, TAKEDA T, et al. Role of sport and exercise in the maintenance of female bone health［J］. J Bone Miner Metab，2009，27（5）：530-537.

［38］BASSSETT C A L. Fundamental and practical aspects of therapeutic uses of pulsed electromagnetic field［J］. CRC Crit Rev Biomed Eng，1989，17：451-529.

［39］RUBIN C T, MCLEOD K J, LANYON L E. Prevention of osteoporosis by pulsed electromagnetic fields［J］. J Bone Joint Surg Am，1989，71：411-417.

［40］TAKAYAMA K, NOMURA H, TANAKA J, et al. Effect of a pulsing electromagnetic field on metabolically derived osteoporosis in rats；Apilot study［J］. A SAIO Trans，1990，36（3）：426-428.

致谢

感谢以下科研项目对本套丛书的支持：国家自然科学基金（81674004、81673786、81373653、81302991），广东省科技计划项目（2016A020216024），广东省建设中医药强省专项优势病种突破项目－骨质疏松症（粤中医函〔2015〕19号）。

感谢广州中医药大学附属骨伤科医院的重视与支持。

感谢老前辈刘庆思教授生前对本套丛书的关心与指导。

感谢各位编委在书稿收集、整理、撰写中的辛勤付出。

感谢广东科技出版社工作人员对本套丛书从立项、策划、编辑到出版，尽心竭力，细心细致，思虑周全的工作，最终让本套丛书能顺利面世。